ライフサイエンス選書

一流誌にアクセプトされる医学論文執筆のポイント

林 健一

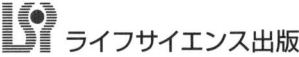
ライフサイエンス出版

序　文

　医学研究は，その成績が公表された時点で完了となる．そして，実施した研究が高く評価されるためには，国際的に評価の高い雑誌，いわゆる一流誌に論文が掲載されることが必要で，医学研究の成績を一流誌に掲載することは，多くの研究者の目標となっている．にもかかわらず，この目標を達成するのは容易ではない．なぜならば，医学論文に関してはいくつかの国際的な指針が存在し，雑誌の投稿規定だけでなく，こうした指針の要求も満たすことが論文投稿の条件となっているからである．現在，医学論文の書き方に関しては国内でも多くの書籍が出版されているが，これらのなかには文章の書き方や修辞上の技術に重点をおいたものがあり，国際的な指針を踏まえて論文の書き方を整理したものはそれほど多くない．このため，国際的な指針の要求を解説しながら，医学論文を書く際の留意点を整理しようと考え，本書を執筆した．

　執筆に際して留意したのは以下の点である．第一に，国際的な指針に言及する場合は，単に「○○指針は〜と要求している」といったように指針の内容を紹介するだけでなく，必要に応じて，「なぜこのように要求しているのか」を解説するように心がけた．現在，臨床試験の報告に関しては Consolidated Standards of Reporting Trials (CONSORT)，観察研究の報告に関しては Strengthening the Reporting of Observational Studies in Epidemiology (STROBE) という指針が公表されているが，これらを理解するためには研究デザインと統計解析に関する基礎知識が必要である．このため，前提となる基礎知識のうち，とくに重要なものは，本書のなかで解説することとした．第二に，臨床試験と観察研究に分けて章を構成するのではなく，緒言・方法・結果・考察・抄録といった論文のセクションに応じて章を構成することとした．CONSORT と STROBE は独立した指針であるが，両者に共通する部分は多い．また，一方の指針の解説が他方の指針の補足になっている部分もある．こうしたことから，CONSORT と

STROBE を別々に解説するのではなく，これらの要求を整理したうえで，論文の各セクションの留意点を解説するほうが読者にとって親切ではないかと考えた。ただし，ランダム化比較試験の成績を報告する場合は，方法 Methods の書き方に特有の留意点があることから，ここだけは独立した章を設けて解説した。第三に，可能な限り，具体的な記載例（文例）を盛り込むようにした。文例があれば，自分自身で論文を書く際の参考にもなるし，指針の要求をどのように盛り込めばよいかも理解しやすい。こうしたことから，内科系総合誌に掲載された論文を中心として，参考となる文章を多数引用した。

本書は，2010 年 9 月から 2011 年 3 月にかけて雑誌「薬理と治療」に連載された論文を基にして，1 章と 8 章を加筆することによって完成した。当初は，「連載した論文をそのまま使えば，すぐに本ができるだろう」などと安易に考えていたが，連載時に参考文献として示したガイドラインのなかには，ウェブサイトの Uniform Resource Locator（URL）が変わってしまったものもあり，1 冊の書籍をそう簡単に出版できるものではないことを思い知らされた。この間，原稿を辛抱強くお待ちいただいたライフサイエンス出版株式会社の編集者（須永様，米川様）には厚くお礼を申し上げたい。

最後に，3 章と 4 章では方法 Methods を記載する際の留意点を整理したが，これらを論文に記載するためには，研究の計画時点での配慮が必要である。したがって，医学論文を作成する方々だけでなく，臨床試験や観察研究の計画に関与する方々にとっても本書は有用ではないかと思われる。医師，看護師，製薬企業や開発業務受託機関で医学研究に関与する方，フリーランスのメディカルライターといった方々に本書をお読みいただき，忌憚のないご批判を賜ることができれば，著者にとってこれ以上の喜びはない。

アラメディック株式会社　代表取締役
東京大学大学院医学系研究科　非常勤講師
日本メディカルライター協会　評議員
林　健一

目　次

序　文 ……………………………………………………………………………… iii

第 1 章　論文執筆の準備 …………………………………………………………… 1
　1. はじめに ……………………………………………………………………… 1
　2. 医学論文に関する国際的な指針 …………………………………………… 1
　　（1）統一規定　1
　　（2）CONSORT　3
　　（3）STROBE　4
　3. 論文の執筆に役立つウェブサイト ………………………………………… 5
　　（1）PubMed　5
　　（2）Mulford Health Science Library　5
　　（3）Free Medical Journals　5
　　（4）Ronbun.jp　6
　　（5）ライフサイエンス辞書プロジェクト　6
　参考文献 …………………………………………………………………………… 7

第 2 章　緒言の書き方 ……………………………………………………………… 9
　1. はじめに ……………………………………………………………………… 9
　2. 何を記載するのか …………………………………………………………… 9
　3. 緒言の構成 …………………………………………………………………… 10
　4. 緒言を記載する際の留意点 ………………………………………………… 13
　　（1）冒頭で主題を明らかにする　13
　　（2）LIKA 症候群に注意する　15
　　（3）関連する文献のみを引用する　15
　参考文献 …………………………………………………………………………… 18

第 3 章　方法の書き方 ―全般的な留意点― …………………………………… 20
　1. はじめに ……………………………………………………………………… 20
　2. 研究デザイン ………………………………………………………………… 21

 3. 対象集団 …………………………………………………………… 23
 4. 診断，治療または予防の方法 …………………………………… 26
 5. データの収集方法 ………………………………………………… 27
 6. 統計解析 …………………………………………………………… 30
  (1) サンプルサイズの設定　30
  (2) 解析方法　31
 7. 出資者の役割 ……………………………………………………… 32
 参考文献 ………………………………………………………………… 33

第4章　方法の書き方 ―ランダム化比較試験に特有の留意点― …… 36
 1. はじめに …………………………………………………………… 36
 2. ランダム化 ………………………………………………………… 36
  (1) ランダム化の手順　36
  (2) 割付け表の作成　38
  (3) 割付けの開示を防ぐために用いた手法　40
  (4) ランダム化の実施方法　41
 3. 盲検化 ……………………………………………………………… 42
  (1) 誰に，どのような方法で盲検を保ったか　42
  (2) 被験治療と対照治療の識別不能性　44
 4. 主要なアウトカム ………………………………………………… 44
 5. サンプルサイズの設定 …………………………………………… 46
 6. 統計手法 …………………………………………………………… 48
  (1) アウトカムの解析方法　48
  (2) 副次的解析に用いた統計手法　48
  (3) 中間解析　49
 7. 試験計画の重要な変更 …………………………………………… 51
 8. その他の特別なランダム化比較試験 …………………………… 52
  (1) 医薬品以外の治療に関するランダム化比較試験　52
  (2) クラスターランダム化比較試験　53
 参考文献 ………………………………………………………………… 54

第 5 章　結果の書き方 …………………………………… 56
1. はじめに ……………………………………………… 56
2. 研究参加者の内訳 …………………………………… 56
3. 研究参加者の追跡期間 ……………………………… 58
4. 研究参加者の背景因子 ……………………………… 58
5. アウトカムの解析結果 ……………………………… 60
   (1) 解析結果を示す順序　60
   (2) 図, 表, 文章の使い分け　61
   (3) 解析結果の報告方法　63
   (4) 有効数字　67
   (5) 有害事象の解析結果　68

参考文献 ………………………………………………… 70

第 6 章　考察の書き方 …………………………………… 72
1. はじめに ……………………………………………… 72
2. 主要な結果の要約 …………………………………… 72
3. 考えられる機序の説明 ……………………………… 76
4. 関連する研究との比較 ……………………………… 78
5. 研究の限界 …………………………………………… 82
6. 得られた結果の意味と著者の結論 ………………… 84
7. 全般的な留意点 ……………………………………… 85
   (1) バイアス, 精度低下　85
   (2) 一般化可能性　86
   (3) 利益と害を秤にかける　87

参考文献 ………………………………………………… 89

第 7 章　抄録の書き方 …………………………………… 92
1. はじめに ……………………………………………… 92
2. 抄録を作成する時期 ………………………………… 92
3. 抄録の種類 …………………………………………… 93
4. 非構造化抄録と構造化抄録 ………………………… 94

(1) 非構造化抄録　94
　　　(2) 構造化抄録　97
　5. サブセクションごとの留意点 ……………………………………… 99
　　　(1) 背景　99
　　　(2) 方法　100
　　　(3) 結果　102
　　　(4) 結論　105
　6. 全般的な留意点 ……………………………………………………… 107
　参考文献 …………………………………………………………………… 108

第8章　スタイル ………………………………………………………… 110
　1. はじめに ……………………………………………………………… 110
　2. 原稿のページレイアウト …………………………………………… 110
　3. 略語 …………………………………………………………………… 112
　4. 用語 …………………………………………………………………… 113
　　　(1) Case, Patient, Subject　114
　　　(2) Cancer patient, Patient with cancer　114
　5. 測定単位 ……………………………………………………………… 115
　6. 記号 …………………………………………………………………… 116
　　　(1) コンマ，セミコロン，コロン　116
　　　(2) シリアルコンマ　117
　　　(3) ハイフン，ダッシュ，マイナス　118
　　　(4) 図表の注釈に用いる記号　122
　7. スペル ………………………………………………………………… 122
　参考文献 …………………………………………………………………… 125

索　引 ………………………………………………………………………… 126

第1章 論文執筆の準備

1. はじめに

　観察研究や臨床試験といった医学研究の成績を評価の高い医学雑誌に掲載するためには，①研究の主題が医学的に重要で，②研究デザインに不備がなく，③結果を適切に解釈することが必要である[1]。同時に，研究成績を記載した原稿は，投稿する雑誌の要求を満たしていなければならない。医学論文を執筆する場合，多くの著者は投稿を予定する雑誌の投稿規定を入手し，この規定に従って原稿を作成するであろう。しかし，単に投稿規定に従うだけでは十分とはいえない。現在，医学論文に関してはいくつかの国際的な指針が発表されており，こうした指針の要求を満たさない原稿は受理されないこともある。こうした現状を踏まえて，本章では，論文を執筆する前に一読すべき指針の内容を解説し，その後，論文の執筆に役立つウェブサイトを参考として紹介する。

2. 医学論文に関する国際的な指針

(1) 統一規定

　医学に関する何らかの論文を作成しようとする場合，最初に読むべき指針が Uniform requirements for manuscripts submitted to biomedical journals（生物医学雑誌に投稿する原稿に関する統一の要求）で，International Committee of Medical Journal Editors がこの指針を作成している[2]。日本では「統一規定」と呼ばれることが多いため，本書でもこの名称を用いるが，これは医学論文の執筆，編集および査読に際して，論文の著者，雑誌の編集者および査読者が遵守すべき事項を整理したものである。したがって，「多くの医学雑誌に共通する投稿規定」と捉えるよりも，「原稿を作成する前に参照すべき国際的な規

範」と捉えたほうがよいかもしれない。実際，一流誌の多くは，自誌の投稿規定に従って原稿を作成する前に統一規定を参照し，その要求に従うことを投稿の条件にしている。

　統一規定の第一版は1979年に発表され，当初は，参考文献の記載様式を雑誌間で統一するといった技術的な要求に主眼が置かれていた。第一版の公表前に非公式な会合がカナダのバンクーバーで開催されたことから，統一規定の要求する書式を「バンクーバー・スタイル」と呼ぶこともある。しかし，現在では，こうした書式に関する要求は規定の一部を占めるのみとなっており，著者の資格・利益相反 conflicts of interest といった倫理に関する問題，重複投稿・臨床試験の事前登録といった公表に伴う問題に対する要求が中心となっている。したがって，統一規定を採用している雑誌に投稿する場合は，これらに関する要求を確認することが必要である。たとえば，多くの雑誌は，各著者が研究のどの段階で関与したのか，各著者がどのような機関から資金や謝礼等を得ているのかをそれぞれ文書に明記し，こうした文書を原稿とともに提出することを要求している。さらに，臨床試験成績を報告する場合は，臨床試験の登録番号を記載することを要求する雑誌も多い。

　このなかで最近重視されているのは，著者の利益相反に関する文書の提出である。International Committee of Medical Journal Editors は利益相反を記載する文書の書式を2010年に公表し，現在では，この書式を用いて利益相反を報告することが標準となっている。この書式は文字入力が可能な PDF 文書として公開されており[3]，論文の表題の下に名前を連ねる著者は，このファイルをダウンロードして，必要な情報を入力する。情報は Adobe Reader があれば入力可能で，必ずしも Adobe Acrobat を購入する必要はない。ただし，Adobe Reader のバージョンが 8.0 以上でないと，ファイルを開くことができないので，注意が必要である。この文書の特徴は，開示すべき利益相反の範囲が広く設定されていることである。たとえば，ある製薬企業がスポンサーとなって臨床試験を実施した場合，著者はその企業から得た資金や謝礼だけでなく，競合する医薬品を販売する他社から得た謝礼等も報告することが要求されている。多くの雑誌は著者全員に対してこの文書の提出を要求しており，全著者から文書を入手するのに必要な時間を考慮したうえで，原稿を作成するス

ケジュールと投稿時期を決定したほうがよい．

(2) CONSORT

統一規定は，研究の種類に関係なく，論文投稿という行為に付随する問題を整理した指針である．しかし，原著論文のなかには，観察研究の成績を報告するものもあれば，臨床試験の成績を報告するものもあり，よい論文を作成するためには，統一規定だけではなく，研究のデザインに応じて論文の書き方を整理した指針も必要である．こうした指針のなかでもっとも有名なものが Consolidated Standards of Reporting Trials（CONSORT）である[4]．これはランダム化比較試験成績を報告する際に記載すべき情報を 25 項目のチェックリストとしてまとめたもので，CONSORT を採用している雑誌にランダム化比較試験成績を投稿する場合は，この 25 項目を論文中に記載することが必要になる．雑誌のなかには，25 項目のそれぞれを論文のどこに記載したかを表で示し，原稿と一緒に提出しなければならないものもある．幸い，CONSORT のウェブサイト（http://www.consort-statement.org/）にはこの表が Microsoft Word 文書の形式で用意されており，これをダウンロードすれば，必要な表を容易に作成することができる．

なお，ランダム化比較試験の成績を批判的に吟味するうえでこの 25 項目が重要な理由については，詳細な解説が公表されており[5]，CONSORT のウェブサイトからも入手することができる．この解説は，臨床試験のデザイン・解析・結果の解釈に関する優れた教科書となっており，臨床試験のプロトコール作成に参画する方は，事前に一読することを推奨する．CONSORT が記載を要求する 25 項目のうち，12 項目は試験デザインに関するもので，これらはプロトコールを作成する段階で考慮しなければならない．データの解析が終了し，論文を執筆する段階になってから CONSORT の解説を読んだのでは手遅れとなる可能性があるので，ご注意いただきたい．

なお，CONSORT はランダム化比較試験を対象とした指針であるが，試験のデザインによっては，固有の留意点が発生することがある．同様に，治療として医薬品以外を用いるランダム化比較試験でも，固有の留意点が発生することがある．これらに対応するため，CONSORT には，デザインに起因する

拡張版[6-8]や治療の種類に起因する拡張版[9,10]が作成されている。さらに，最近では，25項目それぞれの記載例がCONSORTのウェブサイトに掲載されており，こうした文例は論文を執筆する際の見本としてもよいかもしれない。

(3) STROBE

Strengthening the Reporting of Observational Studies in Epidemiology (STROBE)は，横断研究，ケースコントロール研究，コホート研究といった観察研究の成績報告に関する指針である[11]。診療に介入する臨床試験では，ランダム化や盲検化という手法を用いることによってバイアスを最小化することが可能である。これに対して，診療に介入しない観察研究ではこうした手法を用いることができず，データの収集，解析および結果の解釈の各段階でバイアスの可能性を慎重に吟味しなければならない。このため，観察研究の成績を報告する際には，臨床試験成績の報告以上に慎重さが必要ということもできる。STROBEは，観察研究成績の報告時に記載すべき事項を22項目のチェックリストとしてまとめたもので，その構成はCONSORTに準じている。本指針は，Equator Networkのウェブサイト（http://www.equator-network.org/）から入手することが可能である。

なお，Equator Networkのウェブサイトは健康に関連する研究の報告の質を向上することを目的として開設されたもので，STROBE以外にも，臨床試験のメタアナリシスと系統的レビューに関する指針PRISMA[12]，観察研究のメタアナリシスに関する指針MOOSE[13]，診断技術の正確性に関する指針STARD[14]などを入手することができる。この他にも，医学研究の倫理指針や論文の執筆に関する指針にリンクできるようになっており，有用な情報がいろいろと得られるようになっている。

以上の3つは，多くの医学雑誌の投稿規定で引用される国際的な指針である。この他にも，出版に関する指針などが作成されており，こうした指針の日本語訳集も出版されている[15]。ご興味のある方は，ご参照いただければ幸いである。

3. 論文の執筆に役立つウェブサイト

(1) PubMed

　米国 National Library of Medicine が運営するウェブサイトで，Uniform Resource Locator（URL）は http://www.ncbi.nlm.nih.gov/sites/entrez?db=pubmed である。PubMed は医学論文を検索するために設けられたウェブサイトであるが，雑誌名の正式な略語や Medical Subject Headings（MeSH）の検索にも利用することができる。たとえば，2 種類のスタチンを比較する臨床試験を実施し，その試験成績を論文にまとめる場合，キーワードの 1 つは薬物の通称である「statins」ではなく，MeSH である「Hydroxymethylglutaryl-CoA reductase inhibitors」とするほうがよい。なぜならば，系統的レビューでは MeSH を用いて文献を検索することが多く，通称をキーワードにすると，MeSH を用いた検索から論文が漏れてしまう恐れがあるからである。これは，自分の書いた論文が引用されないという結果をもたらしかねない。PubMed を用いれば，検索の対象を「MeSH」に設定することによって，設定したキーワードの妥当性を確認することができ，こうした機能は知っていると便利である。

(2) Mulford Health Science Library

　トレド大学が運営するウェブサイト（URL は http://mulford.meduohio.edu/instr/）で，主要な医学雑誌の投稿規定 instructions for authors が入手できるようにリンクが設計されている。ここには雑誌名がアルファベット順に並んでおり，各雑誌の投稿規定の最新版が入手できるようになっている。もちろん，投稿予定誌のウェブサイトに直接アクセスしてもよいが，ウェブサイトのデザインによっては投稿規定がどこにあるのかわからないこともある。Mulford Health Science Library は投稿規定のサイトにリンクを設定しているため，ここを利用したほうが容易に投稿規定を入手できるという雑誌は意外に多い。

(3) Free Medical Journals

　AMEDEO という組織が運営するウェブサイトで，論文を無料で入手できる

医学雑誌へのリンク集となっている（URL は http://www.freemedicaljournals.com/）。ここでは，掲載と同時に全文を入手できる雑誌，掲載から1〜6ヵ月後に全文を入手できる雑誌といったように雑誌が分類され，それぞれの分類のなかで雑誌名がアルファベット順に並んでいる。もちろん，雑誌名を検索することも可能である。製薬企業や教育・研究機関に勤務していれば，勤務先が購入している雑誌の論文を無料でダウンロードできることが多い。したがって，こうした企業や機関に所属する人にとっては，このウェブサイトの存在は無意味かもしれない。しかし，フリーランスのメディカルライターにとっては，論文を無料で入手できるウェブサイトの意義は大きいと考え，ここに紹介する次第である。

(4) Ronbun. jp

　大鵬薬品が運営するウェブサイトで，東京医科大学国際医学情報学講座がコンテンツを作成している（URL は http://www.ronbun.jp/）。これは，医学論文をこれから作成しようとする研究者にとって有益なサイトで，統一規定の解説，査読のしくみ，医学雑誌の投稿規定へのリンク集などで全体が構成されている。なかでも，カバーレターのサンプル集は有用で，症例報告・原著論文・総説といった論文の種類に応じたカバーレターのテンプレートが Microsoft Word 文書として入手できるようになっている。

(5) ライフサイエンス辞書プロジェクト

　京都大学大学院薬学研究科生体機能解析学分野が運営するウェブサイトで，医学に限らず，生命科学領域の専門用語を広く収集し，その訳語をオンラインで提供している（URL は http://lsd.pharm.kyoto-u.ac.jp/ja/index.html）。たとえば，専門用語の英訳または和訳を検索するサービス，作成した文章のスペルをチェックするサービスなどを無料で利用することができる。なお，ここからは Microsoft Windows のかな漢字変換用辞書もダウンロードできるが，本書はこの辞書の動作の安定性を保証するものではない。この辞書をダウンロードする場合は，読者自身の責任で実施していただくようお願いする。

参考文献

1) Byrne DW. Publishing your medical research paper：what they don't teach in medical school. Baltimore（MD）：Williams & Wilkins；1998.
2) International Committee of Medical Journal Editors. Uniform requirements for manuscripts submitted to biomedical journals：writing and editing for biomedical publication. Updated April 2010. （http://www.icmje.org/から入手可能，アクセス日 2011 年 10 月 1 日）
3) International Committee of Medical Journal Editors. ICMJE Form for disclosure of potential conflicts of interest. （http://www.icmje.org/から入手可能，アクセス日 2011 年 10 月 1 日）
4) Schulz KF, Altman DG, Moher D, for the CONSORT Group. CONSORT 2010 statement：updated guidelines for reporting parallel group randomized trials. Ann Intern Med 2010；152：726-32.
5) Moher D, Hopewell S, Schulz KF, Montori V, Gøtzsche PC, Devereaux PJ, et al. CONSORT 2010 Explanation and Elaboration：updated guidelines for reporting parallel group randomised trials. J Clin Epidemiol 2010；63：e1-37.
6) Campbell MK, Elbourne DR, Altman DG, for the CONSORT Group. CONSORT statement：extension to cluster randomised trials. BMJ 2004；328：702-8.
7) Piaggio G, Elbourne DR, Altman DG, Pocock SJ, Evans SJ, for the CONSORT Group. Reporting of noninferiority and equivalence randomized trials：an extension of the CONSORT statement. JAMA 2006；295：1152-60.
8) Zwarenstein M, Treweek S, Gagnier JJ, Altman DG, Tunis S, Haynes B, et al. Improving the reporting of pragmatic trials：an extension of the CONSORT statement. BMJ 2008；337：a2390. doi：10.1136/bmj. a2390.
9) Boutron I, Moher D, Altman DG, Schulz KF, Ravaud P, for the CONSORT Group. Extending the CONSORT statement to randomized trials of nonpharmacologic treatment：explanation and elaboration. Ann Intern Med 2008；148：295-309.
10) Gagnier JJ, Boon H, Rochon P, Moher D, Barnes J, Bombardier C, for the CONSORT Group. Recommendations for reporting randomized controlled trials of herbal interventions：explanation and elaboration. J Clin Epidemiol 2006；59：1134-49.
11) Vandenbroucke JP, von Elm E, Altman DG, Gøtzsche PC, Mulrow CD, Pocock SJ, et al. Strengthening the Reporting of Observational Studies in Epidemiology（STROBE）：explanation and elaboration. Ann Intern Med 2007；147：W163-94.
12) Liberati A, Altman DG, Tetzlaff J, Mulrow C, Gøtzsche PC, Ioannidis JP, et al. The PRISMA statement for reporting systematic reviews and meta-analyses of studies that evaluate health care interventions：explanation and elaboration. J Clin Epidemiol 2009；

62：e1-34.
13) Stroup DF, Berlin JA, Morton SC, Olkin I, Williamson GD, Rennie D, et al. Meta-analysis of observational studies in epidemiology：a proposal for reporting. JAMA 2000；283：2008-12.
14) Bossuyt PM, Reitsma JB, Bruns DE, Gatsonis CA, Glasziou PP, Irwig LM, et al. The STARD statement for reporting studies of diagnostic accuracy：explanation and elaboration. Ann Intern Med 2003；138：W1-12.
15) 中山健夫, 津谷喜一郎編. 臨床研究と疫学研究のための国際ルール集. ライフサイエンス出版；2008.

第 2 章 緒言の書き方

1. はじめに

　緒言 Introduction は「なぜこの研究を実施したのか」を説明するセクションで，研究を実施した背景 background と理論的根拠 rationale を説明する．具体的には，「今回の研究が扱った主題に関して，これまでにどのようなことが判明しているのか」「何が未解明の事項で，それが解明されていないことによって，医学的にどのような問題が生じているのか」を記載する．どのような種類の研究であれ，何らかの問題を解明しようと考えたから実施したはずである．そうであれば，研究の方法や結果を記載する前に何が問題なのかを明らかにし，読者が研究の目的を理解できるようにすることが必要で，これを示すのが緒言の役割である．

　しかし，こうした役割を理解せず，研究の対象とした疾患で得られた最近の知見などが緒言に記載されることも多い．また，中学や高校の国語教育では起承転結の流れに沿って文章を書くように指導されるためか，主題と関係しない内容から書き始めるのが作法と誤解している著者も存在する．このような緒言は「退屈（冗長）な緒言」と呼ばれ，以降のセクションが読まれないまま論文が却下されるという事態を招きかねない．こうした事態を避けるため，本章では国際指針に従って，緒言に記載する内容を整理する．

2. 何を記載するのか

　医学論文の執筆に関する国際指針は，いずれも緒言に記載すべき内容を明確に規定している．具体的に記すと，統一規定が要求しているのは，①研究の背景（問題の内容と，それを解明することの重要性），②研究の目的または検証したい仮説で[1]，Consolidated Standards of Reporting Trials（CONSORT）

が要求しているのは，①臨床試験を実施した科学的背景と理論的根拠，②臨床試験の目的である[2]。表現は若干異なるものの，要求している内容はどちらも同じで，Strengthening the Reporting of Observational Studies in Epidemiology（STROBE）も同様の内容を要求している[3]。なお，2001年版のCONSORTでは目的や仮説を方法Methodsに記載するように要求していたが[4]，2010年版ではこれらを緒言に記載するように改訂した。原稿を作成する立場から言えば，解明したい問題と臨床試験の目的を切り離すことは困難で，両者をまとめたほうが緒言を書きやすいし，実際に公表された論文の多くも両者を緒言に記載している。その意味で，今回のCONSORTの改訂は現状に即したものといえるのではないであろうか。

3. 緒言の構成

緒言では，これまでにわかっていることknown，まだわかっていないことunknown，今回の研究で解明したい疑問questionを記載する[5]。これらはCONSORTが要求する科学的背景，理論的根拠，目的にそれぞれ相当するもので，緒言に必要な3要素ということができる。これらを順番に記載するのが緒言の標準的な構成で，記載例を以下に示す。

【緒言の記載例1】
　複数の大規模ランダム化比較試験の結果から，高コレステロール血症患者の血清脂質値を低下させると，冠動脈疾患の発症を防止できることが判明しており，こうした結果に基づいて，血清脂質値の治療目標値が設定されている。しかし，血清脂質値を目標値よりもさらに低下させれば冠動脈疾患の発症がさらに減少するかどうかは明らかになっていない。このため，高コレステロール血症患者を対象としたランダム化比較試験を実施し，強い脂質低下作用を有する新薬を用いて血清脂質値を治療目標値よりも低下させる強化療法群と，標準薬を用いて現在の治療目標値まで低下させる標準療法群の冠動脈疾患発症に及ぼす効果を比較した。

この記載例は「なぜこの臨床試験を実施したのか」を説明したものであるが，緒言として十分とはいえない．まず，まだわかっていないことを解明することがなぜ重要なのかが示されていない．緒言では，未解明の事項が医学的にどのような問題を生じているのかを明らかにすべきで，これを明らかにすれば，この臨床試験がたしかに必要であることを読者が理解できるようになる．したがって，血清脂質値をどの程度低下させればよいかがわからないことによって生じている問題を追加すべきである．

　次に，統一規定とCONSORTは，研究の目的や検証したい仮説を示すことを要求している．目的は曖昧さのない表現で記載することが必要で，「AとBの効果を比較する」といったように記載すると，Aの効果がBよりも優れることを検証したいのか，Aの効果がBに劣らないことを検証したいのかがわからない．統一規定では「疑問形で書くと目的が明確になることが多い」と記載しており，「to determine whether～」という形式で目的を記載するのが最近の流れである．たとえば，以下のように記載すると，1センテンスで目的と検証したい仮説を同時に明らかにすることができる．

【目的と仮説を同時に明らかにした事例】
　Our study aimed to determine whether the nonabsorbed antibiotic rifaximin is more effective than placebo in reducing symptoms in adults with irritable bowel syndrome[6].
　われわれの研究の目的は，成人の過敏性腸症候群患者の症状を軽減するうえで体内に吸収されない抗菌薬リファキシミンの効果がプラセボよりも優れるかどうかを検証することである．

　記載例1を改訂したものを以下に示す．この記載例は，アトルバスタチンとプラバスタチンのランダム化比較試験の論文[7]を参考にして作成したもので，扱う問題の重要性と検証したい仮説がわかるように下線部を追加した．緒言としてはやや短いが，統一規定とCONSORTの要求は満たしている．

> 【記載例1を改訂したもの】
> 　複数の大規模ランダム化比較試験の結果から，高コレステロール血症患者の血清脂質値を低下させると，冠動脈疾患の発症を防止できることが判明しており，こうした結果に基づいて，血清脂質値の治療目標値が設定されている。しかし，血清脂質値を目標値よりもさらに低下させれば冠動脈疾患の発症がさらに減少するかどうかは明らかになっていない。<u>したがって，現在の治療目標値は最適なものではない可能性が考えられる。</u>このため，高コレステロール血症患者を対象としたランダム化比較試験を実施し，強い脂質低下作用を有する新薬を用いて血清脂質値を治療目標値よりも低下させる強化療法群と，標準薬を用いて現在の治療目標値まで低下させる標準療法群を比較し，<u>強化療法群の冠動脈疾患の発症率が標準療法群よりも低くなるかどうかを検証した。</u>

なお，緒言には以下の4要素が必要という意見も存在する[8]。
①background statement（今回の研究の背景と位置づけ）
②problem statement（未解明の問題の内容，範囲および重要性）
③activity statement（問題をどのような方法で解明しようとしたのか）
④forecasting statement（以降のセクションにどのようなことを記載するのか）

この4要素は読者の理解度を増すという観点から設定されたものであるが，統一規定では緒言にデータや結論を記載しないように要求しており[1]，forecasting statement を盛り込むと，統一規定からの逸脱と受け取る編集者がいるかもしれない。緒言の末尾に「以下では，強化療法群の冠動脈疾患の予防効果が標準療法群よりも優れることを報告する」といった文を盛り込むかどうかは，投稿予定誌の規定を考慮して決定していただきたい。

　さて，これまでは緒言の基本構成を解説したが，以下では，緒言を記載する際に著者が犯しやすい誤りを述べ，留意点を整理する。

第 2 章　緒言の書き方　13

4. 緒言を記載する際の留意点

(1) 冒頭で主題を明らかにする

　緒言は研究を実施した理由を説明するセクションなのであるから，その冒頭で研究の主題を明らかにする必要がある．論文の品位を高めようとして，格調の高い言葉（難しい言葉）で緒言を書き始める著者がいるかもしれないが，そうした試みはそれほど効果的ではなく，むしろ主題と無関係な前置きが論文を読もうとする意欲を弱める恐れがある．たとえば，以下のような緒言を記載すると，多忙な編集者は緒言を読んだだけで論文を却下するかもしれない（注：以降の記載例に示す試験名や薬剤名はすべて架空のもので，実在するいかなる試験や薬剤とも無関係である）．

【緒言の記載例 2】

　Evidence-based medicine の必要性が叫ばれているにもかかわらず，わが国で大規模臨床試験を実施することは容易ではない．また，ゲノム創薬の進展とともにトランスレーショナルリサーチの必要性が増しているにもかかわらず，わが国の臨床試験の基盤はまだ十分に整備されていない．乳がんの術後補助療法に関する臨床試験も例外ではなく，海外ではABC study, DEF study, GHI study といった大規模臨床試験が実施されているにもかかわらず，本邦では同様の試験が実施されていない．このようなことから，今回，乳がんの術後補助療法としての有効性を検討する目的で，マモキシフェンとカリオストロゾールとのランダム化比較試験を実施した．

　この緒言の冒頭には「evidence-based medicine」「ゲノム創薬」「トランスレーショナルリサーチ」といった言葉が並んでいて，格調の高い出だしとなっている．しかし，この論文の主題はいったい何なのであろうか．この論文が日本の臨床試験の基盤整備を主題としたものであれば，このような書き出しでもよいかもしれないが，これは 2 つの薬剤を比較した臨床試験の緒言である．

そうであれば,「なぜこの2薬剤を比較する必要があるのか」を説明することに力点を置くべきで,主題と無関係な言葉は不要である。新聞のコラムでは「興味をひく話題で読者の関心を高めてから,主題に入る」という書き方が主流で,論文の執筆でも起承転結に従った書き方と推奨されることがあるが,漢詩を起源とする作法が科学・技術論文を掲載する国際誌の編集者や査読者に理解されるとは限らない。質の高い医学雑誌に投稿するのであれば,むしろ,以下のような書き出しのほうが掲載される可能性を高めるのではないであろうか。

【よい緒言の書き出し】

Atrial fibrillation is the most common sustained cardiac arrhythmia, yet the optimal strategy for its management remains uncertain[9].

心房細動は持続性不整脈のなかでもっともよくみられるものであるにもかかわらず,最適な治療戦略はまだ定まっていない。

このセンテンスを読めば,読者はこの論文が心房細動の治療戦略を扱ったものであることをすぐに理解することができる。同時に,心房細動という疾患がよくみられるにもかかわらず治療戦略が確立していないという問題も理解することができる。すなわち,「何が問題で,その問題がどれだけ重要なのか」をわずか1センテンスで説明しているのである。このように記載すれば,循環器領域の研究を扱う医学雑誌の編集者は興味をもって以下を読み進めるであろう。世界中から論文が投稿される医学雑誌では,投稿された論文が掲載される割合は5%程度にすぎない。こうした雑誌の編集者は多忙で,投稿された論文をすべて読む余裕はなく,緒言を読んだだけで論文を却下する可能性も存在する。編集者の興味をひくためにも,そして掲載後に多くの読者を獲得するためにも,緒言では前置きを省いてすぐに主題に入ることを推奨したい。

(2) LIKA 症候群に注意する

　LIKA 症候群とは「Little Is Known About〜」という使い古されたフレーズからとられたもので，未解明の事項を示すだけで研究の必要性は説明できるという思いこみを指す言葉である[10]。単に未解明の事項を示しただけでは，研究の必要性を説明したことにはならない。たとえば，モノトーンの服を好む女性とパステルカラーの服を好む女性のどちらが乳がんになりやすいかはおそらく解明されていないはずであるが，服の好みと乳がんとの関連を調べるためにコホート研究を実施しようとする研究者は存在しないであろう。

　先の記載例 2 では「海外では実施されているのに日本では実施されていないから，大規模臨床試験を実施した」という論理を展開しているが，これは根拠として妥当なものとはいえない。臨床試験を実施した根拠を示すためには，日本で大規模臨床試験が実施されていないことによって生じている問題を明らかにすべきである。医学研究を実施した根拠とその研究の必要性は密接に関連する。海外試験成績を日本人の患者集団にあてはめることができるのであれば，海外試験成績に基づいて evidence-based medicine を実践すればよいはずである。著者がここで記載すべきなのは日本でも大規模臨床試験が必要と考えた根拠であり，これを明らかにしなければ，試験の必要性を示したことにはならない。

(3) 関連する文献のみを引用する

　医学研究では，被験者を不必要なリスクにさらしてはならない[11]。新たな研究を開始する際には必ず文献を系統的に検索し，「現在扱っている問題を解明するためには，新たな研究を実施する以外に方法はない」という確信を得るべきで，文献検索で解明できる問題のために研究を実施するのは倫理的に許されない。特に，医療行為に介入する臨床試験の場合はこのことが重要で[2]，臨床試験成績を報告する原著論文では先行する研究で得られた知見を論文中に要約することが必要な雑誌も存在する。

　しかし，緒言で引用してよいのは，今回の研究の背景や根拠と直接関連する文献のみである。原著論文の緒言は「先行する研究を網羅した総説」ではない。先行する研究で得られた知見を要約するのは，「これまでに何がわかっ

ているのか」を示すためであって，著者の知識量を披露するためではない。統一規定では厳密に関連する文献のみを引用するように要求しており[1]，以下のような緒言を記載すると，この要求に反することになる。

> **【緒言の記載例 3】**
>
> 　近年海外では，手術後の閉経後ホルモン感受性乳がん患者を対象として，抗エストロゲン薬であるマモキシフェンと選択的アロマターゼ阻害薬であるカリオストロゾールとのランダム化比較試験が複数実施されている。これらの試験ではいずれもカリオストロゾール群の無病生存期間が有意に長く，再発または遠隔転移が少なかった（ハザード比は ABCD study では 0.57，EFG study では 0.60，HIJK study では 0.68）。さらに，子宮内膜がんや血栓症の発現割合もカリオストロゾール群のほうが有意に低かった。同様に，マモキシフェンと別の選択的アロマターゼ阻害薬であるパイカルスタンとのランダム化比較試験も実施されており，ハザード比は LMN study では 0.66，OPQR study では 0.86，STU study では 0.38 であった。こうした成績に基づいて，今回われわれは，手術後の日本人の閉経後ホルモン感受性乳がん患者を対象として，マモキシフェンとカリオストロゾールの有効性を比較した。

　多数のハザード比が引用されているが，なぜ著者はこれほど多くの数値を引用したのであろうか。今回の臨床試験と同様のデザインで実施した海外試験成績を引用することは理解できるとしても，今回の試験では使用しなかった薬剤の成績まで引用することは理解できない。いったい LMN study，OPQR study，STU study の成績は今回の試験の背景や根拠とどのように関連するのであろうか。アロマターゼ阻害薬に関する成績を網羅するために著者は多数の文献を引用したのかもしれないが，研究の主題と関連しない文献を引用すると，背景や根拠が曖昧になる。また，参考文献の数を限定する雑誌も多いため，関連のない文献を緒言で引用すると，以降で引用できる文献数に制限が生じる。

記載例2および3の問題点を修正したものを以下に示す。改訂案では，冒頭のセンテンスで主題を明らかにし，第2センテンスまでで現在の問題がわかるようにしている。海外試験成績は背景を説明するうえで必要なものだけを記載した。さらに，本試験を実施する根拠として，民族間差があるために海外試験成績が日本人にもあてはまるかどうかはわからないことを記載した。未解明の事項は，試験の目的と検証したい仮説につながるようにしている。

【ある架空の論文の緒言】
　日本では乳がんの患者数が増加しており，特に閉経後の女性で増加が顕著であるにもかかわらず，手術後の再発を十分に防げてはいない。現在，閉経後ホルモン感受性乳がんに対する術後補助療法では抗エストロゲン薬のマモキシフェンが標準治療となっているが，本薬を長期間投与すると子宮内膜がんや血栓症を発現する可能性があり，服薬を継続できない患者も数多く存在する。選択的アロマターゼ阻害薬であるカリオストロゾールは子宮内膜がんや血栓症を発現する可能性が低いだけでなく，再発や遠隔転移の抑制効果も良好で，マモキシフェンに代わる標準治療として期待されるようになっている。たとえば，カリオストロゾールとマモキシフェンを用いた海外のランダム化比較試験では，カリオストロゾール群の無病生存期間が有意に長く，子宮内膜がんや血栓症の発現割合が有意に低いことが示されている（ABCD study, EFG study, HIJK study の報告を文献として引用）。しかし，乳がん，子宮内膜がん，血栓症の発現割合には民族間差があるため，海外の臨床試験成績をそのまま日本人にあてはめることは困難で，カリオストロゾールの投与が日本人の患者にも有益かどうかは解明できていない。以上から，日本人の閉経後ホルモン感受性乳がん患者を対象として，術後補助療法としてのカリオストロゾールの有効性および安全性がマモキシフェンよりも優れるかどうかを検証する目的でランダム化比較試験を実施した。

これは，あくまでも書き方を示す文例にすぎず，実際の論文の緒言として見た場合にはいくつかの不備がある。たとえば，乳がんの患者数や民族間差については単に「増加が顕著」「差がある」と記載するのではなく，患者数の推移や乳がん，子宮内膜がん，血栓症の発現割合の差を具体的に示し，主張を根拠で裏付けたほうがよい。また，臨床試験成績を引用する場合は被験薬と対照薬の投与量・投与期間なども示したほうがよい。もちろん，文例に架空のデータを示すことも可能であったが，これらを示すと，データという枝葉にとらわれて，幹となる基本骨格が見えにくくなる恐れがある。したがって，不備があることは認識したうえで，緒言の基本骨格をご理解いただくために文例を示した次第である。

　多くの医学雑誌では，論文の単語数や文字数に制限を設けている。CONSORT などの指針に従って論文を作成する場合は，方法や結果に多くの情報を盛り込まねばならず，緒言にはそれほど単語数を費やせないのが実情である。こうしたなかで，主題と無関係な出だしを記載したり，関連のない先行研究の成績を示したりすれば，貴重な単語数を浪費することになる。論文全体をバランスよく仕上げるためには緒言をできる限り簡潔にまとめることが重要で，known, unknown, question を効率よく記載することが成功のカギである。

参考文献

1) International Committee of Medical Journal Editors. Uniform requirements for manuscripts submitted to biomedical journals：writing and editing for biomedical publication. Updated April 2010. (http://www.icmje.org/ から入手可能，アクセス日 2011 年 10 月 1 日)
2) Moher D, Hopewell S, Schulz KF, Montori V, Gøtzsche PC, Devereaux PJ, et al. CONSORT 2010 Explanation and Elaboration：updated guidelines for reporting parallel group randomised trials. J Clin Epidemiol 2010；63：e1-37.
3) Vandenbroucke JP, von Elm E, Altman DG, Gøtzsche PC, Mulrow CD, Pocock SJ, et al. Strengthening the Reporting of Observational Studies in Epidemiology (STROBE)：explanation and elaboration. Ann Intern Med 2007；147：W163-94.
4) Altman DG, Schulz KF, Moher D, Egger M, Davidoff F, Elbourne D, et al. The revised

CONSORT statement for reporting randomized trials：explanation and elaboration. Ann Intern Med 2001；134：663-94.
5) Zeiger M. Essentials of writing biomedical research papers. 2nd ed. New York (NY)：McGraw-Hill；2000.
6) Pimentel M, Park S, Mirocha J, Kane SV, Kong Y. The effect of a nonabsorbed oral antibiotic (rifaximin) on the symptoms of the irritable bowel syndrome：a randomized trial. Ann Intern Med 2006；145：557-63.
7) Cannon CP, Braunwald E, McCabe CH, Rader DJ, Rouleau JL, Belder R, et al. Intensive versus moderate lipid lowering with statins after acute coronary syndromes. N Engl J Med 2004；350：1495-504.
8) Lang TA. How to write, publish, and present in the health sciences：a guide for clinicians and laboratory researchers. Philadelphia (PA)：American College of Physicians；2009.
9) The Atrial Fibrillation Follow-up Investigation of Rhythm Management (AFFIRM) Investigators. A comparison of rate control and rhythm control in patients with atrial fibrillation. N Engl J Med 2002；347：1825-33.
10) Lang TA, Secic M. How to report statistics in medicine：annotated guidelines for authors, editors, and reviewers. 2nd ed. Philadelphia (PA)：American College of Physicians；2006.［大橋靖雄，林健一監訳．わかりやすい医学統計の報告：医学論文作成のためのガイドライン．中山書店；2011.］
11) World Medical Association. Declaration of Helsinki：ethical principles for medical research involving human subjects. Amended in October 2008. (http://www.wma.net/en/20activities/10ethics/10helsinki/index.html から入手可能，アクセス日 2011 年 10 月 1 日)

第3章 方法の書き方
―全般的な留意点―

1. はじめに

　方法 Methods は「どのようにして研究を実施したのか」を記載するセクションである。医学研究では，ある集団を対象として，ある治療方法や予防方法が健康に関するアウトカムに影響を及ぼすかどうか，あるいは，疾患への罹患・生活習慣・化学物質への曝露・食品の摂取などとアウトカムとの間に関連があるかどうかといったことを評価する。このため，方法には，①研究の対象とした集団，②治療方法や予防方法，生活習慣，食品の摂取といった関心のある変数（独立変数），③評価したアウトカム（従属変数），④影響や関連の解析方法を記載することが必要である。これらはかなりの情報量になることから，通常は方法というセクションのなかに複数のサブセクションを設けることが多い。

　ここでの基本原則は，「十分な知識を有する者が読めば研究を再現できる程度に詳しく記載する」ということである[1]。ただし，確立した手法を用いた場合は，その手法を説明した文献を引用したうえで，手法の概要を説明すればよい[1]。たとえば，Response Evaluation Criteria in Solid Tumors（RECIST）に従って抗悪性腫瘍薬の腫瘍縮小効果を評価した場合は，この基準を記載した文献[2]を引用したうえで，RECIST に従って腫瘍縮小効果を評価した旨を記載すればよく，評価の手順や判定基準の詳細を記載する必要はない。

　しかし，多くの雑誌は論文の文字数や単語数に制限を設けているため，確立した手法の記載を簡略化したとしても，研究の実施計画書（プロトコール）の内容を詳細に記載することは困難である。このような場合は，研究方法の内的妥当性および外的妥当性を読者が評価するのに必要な情報を論文に記載したうえで，プロトコールを公開しているウェブサイトを論文中に示し，読者がプロトコールを入手できるようにするのが望ましい[3]。英文誌のなかに

は，ランダム化比較試験成績を論文として投稿する際にプロトコールの提出を要求し，さらに掲載が確定した段階でウェブサイトでの公開を要求する雑誌も存在する[4]。こうした雑誌に投稿する場合は，事前にプロトコールを英訳しておくことが必要である。

以下では，標準的な構成に従って，方法を記載する際の全般的な留意点を解説する。なお，ランダム化比較試験に特有の留意点（ランダム化や盲検化に関する情報の記載方法）については4章で解説する。

2. 研究デザイン

方法の冒頭では，ケースコントロール研究，横断研究，臨床試験といった研究のデザインを明らかにする。ある集団を対象として縦断研究を実施した場合は，研究計画時点から過去にさかのぼって既存のデータを収集したのか，それとも，研究計画時点以降に発生したデータを新たに収集したのかを記載することも必要である。ランダム化比較試験を実施した場合は，①並行群間比較やクロスオーバーといった試験の構成，②各治療への割付けの比も記載する[3]。続いて，関連する倫理指針を遵守したかどうかを記載する。たとえば，臨床試験成績を報告する場合は，ヘルシンキ宣言の遵守，施設内審査委員会や倫理委員会でのプロトコール審査，被験者からの同意取得に言及する。観察研究のなかにはプロトコール審査を必要としないものもあり，何を記載するかは研究によって異なるが，データを収集するために被験者と連絡をとった場合は倫理委員会などの承認の有無を記載するのが一般的である[5]。

いつ，どのような種類の医療機関でデータを収集したかを示すことも重要である[3,5,6]。「いつ」を示す理由は，時代とともに治療方法が進歩するためである[6]。たとえば，経皮的冠動脈形成術が普及する前と後では冠動脈疾患の治療戦略が異なることから，データの収集時期を示さないと，得られた結果の臨床的な意味を解釈することができない。同様に，化学物質に曝露する危険性といった環境因子も時代によって異なる[6]。医療機関の種類を示す理由は，同じ診断名でも医療機関によって患者集団が異なる可能性があるためである。たとえば，心房細動という診断名は同一でも，開業医を受診する患者と

大学病院を受診する患者では重症度や治療戦略が異なるかもしれない。このように，研究の実施時期や医療機関の種類は，読者が研究結果を一般化するうえで重要な情報となる。

研究デザインの記載例を以下に示す。この記載例では，①研究の種類は前向きのコホート研究で，QResearch というデータベースを利用したこと，②EMIS というコンピュータシステムを 1 年以上利用していたイングランドとウェールズの開業医すべてを対象としたこと，③2002 年 1 月 1 日から 2008 年 6 月 30 日の間に開業医で登録された 30～84 歳の患者を調査対象としたことが記載されており，研究デザイン，医療機関の種類，研究の実施時期がすべてわかるようになっている。

【研究デザインの記載例】
　We carried out a prospective cohort study in a large population of primary care patients using version 24 of the general practice research database, QResearch. All practices in England and Wales that had been using the computer based Egton Medical Information System (EMIS) for at least a year were included. (中略) We identified an open cohort of patients aged 30-84 years from those registered with the practices between 1 January 2002 and 30 June 2008[7].

倫理指針の遵守に関する記載例を以下に示す。この記載例では，倫理委員会でのプロトコール審査，ヘルシンキ宣言の遵守，独立データ安全性モニタリング委員会の監視，被験者からの文書同意の取得に言及している。なお，日本語では「担当医師はすべての被験者から文書による同意を取得した」といったように医師を主語（行為の主体）にするが，英語では「すべての被験者は同意を与えた」といったように患者を行為の主体にすることが比較的多い。

【倫理指針の遵守に関する記載例】

The trial protocol was approved by all local ethics committees and done in accordance with the Declaration of Helsinki. The study was overseen by an independent data and safety monitoring board. All participants gave written informed consent[8].

　研究の実施時期は，結果 Results の冒頭に「XXXX 年 X 月から YYYY 年 Y 月にかけて，合計 ZZZ 名の患者が本研究に組み入れられた」といった文で示すことも可能で，多くの論文はこの形式を採用している。ただし，実施時期が重要な意味をもつ場合は方法に記載したほうがよい。たとえば，インフルエンザに対する抗ウイルス薬の予防効果や治療効果を評価する目的で臨床試験を実施した場合がこれに該当する。理由は，シーズンによって流行するウイルスの種類が異なるため，種類が異なれば，ウイルスの種類を同定するための検査方法に影響が及ぶかもしれないからである。また，研究期間が長期に及ぶ場合は，単に「3 年間」といった長さを記載するよりも，化学物質などへの曝露，疾患の発症，被験者のフォローアップ，データの収集などの各時期をそれぞれ具体的に示すほうがよい[6]。

　なお，日本語の論文では「2000 年から 2004 年にかけて当院で慢性心不全と診断された患者 100 名を研究の対象とした」といった表現を目にすることが多いが，「当院」がどのような種類の医療機関なのかを記載しないと，結果をどこまで一般化できるのかがわからない。「著者の所属を確認すれば，医療機関の種類はわかるはずである」と考える方がいらっしゃるかもしれないが，読者が国内の全医療機関に通じているとは限らないため，「○県南部の基幹病院で，主に○地域の患者が開業医の紹介を受けて来院する」といった簡単な説明を加えたほうが読者に対して親切である。

3. 対象集団

　ここでは，研究や調査の対象とした集団を明らかにする。すなわち，どの

ような条件を満たす集団を組み入れ，どのような条件に抵触する集団は除外することとしたのか，研究対象の選択基準と除外基準を明らかにするのがこの部分である。たとえば，健康な志願者を対象とした場合は，自覚症状の有無や臨床検査値に関する規定を示すとともに，性別や体重，年齢などに何らかの規定を設けたのであれば，それらの規定を記載する。患者を対象とした場合は，診断名，重症度，罹病期間，既往歴，合併症，入院・外来の区分などに関する選択基準と除外基準を記載する。「標準治療が無効な○病患者」といったように，前治療に関する規定を設けたのであれば，それらも記載する。

対象集団を記載する際の第一の留意点は，「研究の計画時点で設定した基準を示す」ということである[1]。以下のような文を目にすることもあるが，適切な記載とはいえない。

【適切とはいえない対象集団の記載例】
2004年1月から2008年12月にかけて当院に来院した2型糖尿病患者100名を調査の対象とした。性別の内訳は男性50名，女性50名で，患者の平均年齢（±標準偏差）は60.5±10.7歳であった。

この記載例は，ある論文に基づいて作成したものである。このように記載すると，「男性50名，女性50名を調査対象とするように計画した」と読み取ることができるが，実際には，「100名を対象に調査した結果，偶然男女比が1:1になった」という結果を記載したのかもしれない。また，この記載だと，平均年齢が60.5±10.7歳となるように計画したとも解釈できるが，年齢の平均値と標準偏差をこのような精度で事前に規定することは困難であろう。すなわち，少なくとも年齢に関する数値は，計画時点の基準ではなく，結果として得られたデータであると思われる。方法に記載するのは「どのような人々を対象にしようと計画したか」ということであり，計画と結果は明確に区別すべきである。

第二の留意点は，患者を対象とした場合は疾患の診断基準を明確にするということである。たとえば，単に「統合失調症患者を本試験の対象とした」

と記載したのでは，医師の主観に基づいて診断名を決定したのか，それとも何らかの基準に基づいて診断名を決定したのかがわからない。これに対して，「精神疾患の診断統計マニュアル改訂第4版の基準に従って統合失調症と診断された患者を本試験の対象とした」と記載すれば，どのような診断基準に基づいて患者を選択したのかが明確になる。同様に，肺炎患者を対象としたのであれば，肺炎の診断は臨床症状に基づいたのか，胸部X線写真も考慮したのか，それとも細菌まで同定したのかを明らかにすべきである。

　第三の留意点は，被験者を抽出する基となった集団 source population を明らかにすることである。臨床試験成績を報告する場合は，試験を実施した医療機関の種類を方法の冒頭に記載するため，この記載から source population を推定することが可能である。しかし，観察研究の場合は，研究を実施した医療機関の種類からは source population を特定できないため，別途これらに言及することが必要である。たとえば，「毎日健康食品を摂取する40歳以上の女性」を対象として観察研究を実施したと仮定する。ここで重要なのは，こうした女性をどのような集団から抽出したかということで，ある地域の女性を無作為に抽出して電話や手紙で健康食品の摂取状況を確認したのか，それとも健康食品を販売する企業の顧客データから対象となる女性を抽出したのかは，結果の解釈に大きな影響を及ぼす。なぜならば，高額な健康食品を販売する企業の顧客データを用いたのであれば，「摂取する健康食品の数が多いほど健康状態がよい」という結果が得られたとしても，健康食品の数と健康状態が関連するとは限らないからである。高額な健康食品を数多く購入できるということは，その女性が裕福であることを意味し，裕福な人は健康食品以外にも健康の維持に多額の投資をしているかもしれない。そうであれば，実際には収入と健康状態が関連しているのかもしれないのである。

　観察研究成績の報告に関する指針[6]では，米国アイオワ州に住む女性を対象とした研究の論文[9]が紹介されている。この論文では，①アイオワ州の1985年の運転免許データから55〜69歳の女性を無作為抽出したこと，②運転免許データがアイオワ州に住むこの年齢層の女性の約94%を含むこと，③1987年10月から1989年8月にかけて女性の健康状態を追跡したことを記載している。ここまで記載すれば，結果をどこまで一般化できるかが判断しやすい。

なお，ケースコントロール研究の場合は，ケースとコントロールのそれぞれに対して選択基準，除外基準および source population を明らかにすることが必要である[6]。

4. 診断，治療または予防の方法

ここでは，研究に用いた診断，治療または予防の方法を十分な知識を有する者が読めば同定できる程度に詳しく記載する[1]。たとえば，特定の医療機器や診断薬を用いた場合は，「XXX kit (YYY Inc, Tokyo, Japan)」といったように，用いた機器などの名称を示した後，続くかっこ内に製造者の名称と所在地を記載する。また，試薬を溶媒に溶解して調製した場合は，溶媒の種類と調製方法を記載する[10]。

医薬品に関する研究の場合は，用いた医薬品の名称，投与量，投与方法，投与経路，投与期間などを記載する。投与方法は，「1 日 1 回」といったように 1 日の投与回数だけを規定するものもあれば，「1 日 3 回食後投与」といったように食事との関係を規定するものもある。さらに，「前回の投与から 3 週間以上の間隔をおいて合計 4 サイクル投与」といったように，投与間隔と投与回数を規定するものもあり，実際の計画に従って適切な情報を記載する。さらに，前治療薬または併用薬の規定を設けた場合には，使用を許容した医薬品と許容しなかった医薬品の内容を記載する。

医薬品の名称には有効成分の一般的名称を用いる。一般的名称には国際的な一般名である International Nonproprietary Name (INN) と日本の一般名である Japanese Accepted Name (JAN) があり，海外誌に投稿する場合は INN，国内誌に投稿する場合は JAN を用いることが多い。ABC1234 といった開発番号を用いる著者も少なくないが，開発番号は製薬企業がそれぞれ独自のルールで定めたものであり，開発番号から化合物を一意に特定することはできない。医薬品の開発早期では一般名が取得できないから暫定的に開発番号を用いるのであり，一般名があるにもかかわらず，開発番号を用いるのは推奨できない。

開発番号を推奨しないもう一つの理由は，化合物によっては INN と JAN が

異なるためである。具体的には，塩や水和物を形成する化合物の場合，INN ではフリー体，JAN では塩や水和物をそれぞれ一般名にする。たとえば，抗インフルエンザ薬タミフルの場合，INN は oseltamivir, JAN はオセルタミビルリン酸塩 oseltamivir phosphate となる[11]。どちらで表記するかは投与量にも影響し，オセルタミビルリン酸塩 98.5 mg は oseltamivir として 75 mg に相当する[11]。こうした化合物では，INN（または JAN）を用いたうえでフリー体（または塩や水和物）としての投与量を記載すべきで，開発番号を用いて「ABC1234 として 10 mg を投与した」といったように記載すると，何に対する投与量なのかが曖昧になる。

　ただし，医薬品のなかには慣用名のほうが INN よりも普及しているものがあり，慣用名に基づいて治療方法の名称が決定されることもある。アドリアマイシン adriamycin がこれに該当し，INN は doxorubicin であるにもかかわらず，慣用名に基づいて「AC (adriamycin plus cyclophosphamide) 療法」といった名称が用いられる。このような場合は，投稿予定誌に応じて名称を選択していただきたい。たとえば，がん領域の専門誌に投稿するのであれば「adriamycin plus cyclophosphamide」と表記して差支えないが，内科系総合誌に投稿するのであれば「doxorubicin plus cyclophosphamide」と表記したほうがよいかもしれない。

　一般名は文頭に記す場合を除いて小文字で記載する。一方，商標（販売名）を記載する場合は，文中でも 1 文字目を大文字にする。特定の販売名の医薬品を用いた場合は，初出時に一般名，販売名，製造または販売者の名称および所在地を示すことが多い。たとえば，「anastrozole (Arimidex®, AstraZeneca K. K., Osaka, Japan)」といったように表記する。

5. データの収集方法

　ここでは「何を，いつ，どのように観測または収集したのか」を記載する。「何を」は研究で観測または収集したデータを示すもので，診断名，人種，年齢，性別，重症度，合併症といった独立変数と，予防や治療などと関連して得られる従属変数（アウトカムまたはエンドポイント）がある。「いつ」は時

間に関連する変数で,「試験薬の投与開始前,投与開始後 4, 8, 12 週」といったように治療や予防との時間的関係で示すことが多いが,単に「6 ヵ月ごとに調査」といった間隔で示すこともある。

　「どのように」は観測（収集）方法を説明するもので,血圧を測定したのであれば,自動血圧計と水銀式血圧計のどちらを用いたのか,被験者の体位は臥位・坐位・立位のどれなのか,測定前に被験者を安静に保ったかどうか,といったことを記載する。また,観測したデータを用いて何らかの判定をするか,スコアを算出したのであれば,判定やスコア算出に用いた基準を記載する。測定した腫瘍径から腫瘍縮小効果を判定する場合[2]や,統合失調症患者の自覚症状から Positive and Negative Syndrome Scale[12] の合計スコアを算出する場合がこれに該当する。

　ときには「誰が」を記載することも必要である。たとえば,「X 線写真などの画像に基づいて中央委員会がアウトカムを判定した」といった場合には,委員の構成を明らかにすべきである。具体的には,委員が著者に含まれていれば,委員会の名称の後にかっこ書きで委員のイニシャルを記載し,委員が著者に含まれていなければ,Acknowledgment に委員の所属と氏名を記載するのが一般的である。さらに,試験治療の割付けが委員に伏せられたのかどうか,どのような基準に従ってアウトカムを判定したのか,委員間で判定が一致しなかった場合はどのような手順で最終判定を決定したのか,といったことも記載する。

　アウトカムには主要なものと副次的なものがあり,少なくとも主要なアウトカムは明確に定義することが必要である。ここでの留意点は,「項目」ではなく「変数」を定義することである。たとえば,ある医薬品を投与して経時的に血清中総コレステロール濃度を測定したとする。この場合,血清中総コレステロール濃度は単なる測定項目にすぎず,「主要なアウトカムは血清中総コレステロール濃度と定義した」といった記載は好ましくない。なぜならば,解析に用いる変数は,①投与終了時の実測値,②投与前と投与終了時の実測値から算出した変化量（投与終了時－投与前）,③投与前と投与終了時の実測値から算出した変化割合［（投与終了時－投与前）/投与前］といったものになるからである。主要なアウトカムは通常 1 つに限定するが,多重性を適切に

調整すれば，複数のアウトカムを設定してもよい。ただし，医学的な解釈が複雑になるため注意が必要である[3]。

　観察研究では，曝露，アウトカム，予測因子，交絡する可能性がある因子，効果を修飾する可能性がある因子を特定することが必要である[6]。とくに，既存のデータを用いて疾患のリスク因子を探索する研究では，候補として考えられる多数の因子とアウトカムとの関連を網羅的に解析した後，関連が有意であった因子のみを論文に記載することも可能である。こうした選択的な報告を防ぐため，リスク因子を探索する研究では，アウトカムとの関連を調査した因子を表または付録にすべて示し，それらの因子を選択した根拠を記載することが必要である[6]。この他に，調査期間が長期に及ぶ縦断研究では，データの欠測を防ぐためにどのような努力をしたかを記載する（例：未回答者に対する追跡調査）[6]。

　医薬品に関する研究では，有益性を示すアウトカムだけでなく，有害性を示すアウトカムも報告することが要求されている[3,13]。そして，有害事象の解析結果を報告する場合は，結果を示す前に有害事象の収集方法を説明することが必要である。その理由は，「何か気になる症状はありましたか」といった問診によって被験者の自発報告を収集した場合（passive surveillance）と，特定の症状を問診やチェックリストで確認した場合（active surveillance）では，有害事象の発現割合が大きく異なるからである[14,15]。このため，有害事象の収集方法を記載しなければ，読者は解析結果を他の文献と比較することができない。

　有害事象の収集方法の記載例を以下に示す。下線部①では，自由な回答を引き出す質問 open-ended question によって副作用を収集した後，予測される副作用の有無を特定の質問で確認したことがわかる。なお，この論文では副作用 side effect という用語を使用しているが，下線部②では，試験治療開始後に新たに発現するか，悪化した症状はすべて「治療と関連あり」として解析に含めたことを記載しており，通常の有害事象に該当するものを副作用と表記していることがわかる。

> **【有害事象の収集方法の記載例】**
> We first asked open-ended questions on side effects and then asked specific questions on anticipated side effects①. (中略) One investigator at each center assessed self-reported side effects during an interview. No questionnaires were used. Causality was assessed by using the temporal relationship of the symptom to the start of therapy. All new symptoms and exacerbations of preexisting symptoms were considered to be treatment-related and are included in the analysis②. Any symptom that began after treatment was assumed to be related to the drug[16].

6. 統計解析

通常，ここには2種類の情報を記載する。1つは目標とする被験者数（サンプルサイズ）の設定根拠であり，もう1つはデータの解析方法である。

(1) サンプルサイズの設定

臨床試験では，実施可能性，精度または検出力に基づいてサンプルサイズを設定する。「この施設では，健康な被験者は一度に12名までしか入院できないため，1ステップあたりの被験者数を12名とした」というのが実施可能性に基づいた設定方法で，「少なくとも1％の割合で発現する有害事象を検出するため，被験者数を300名とした」というのが精度に基づいた設定方法である。検出力に基づいた方法は，ある仮説を検証する際の検出力を確保できるように被験者数を設定するもので，検証的な試験で用いられることが多い。

これに対して，観察研究では検出力を確保できるように被験者数を設定することが困難なことも多い。たとえば，既存のデータを用いる研究では，研究開始前に利用可能なデータ数が決定していることが多いし，研究計画後に新たなデータを収集する研究でも複数の交絡因子をモデルに組み入れれば検出力が低下するかもしれない[6]。このため，観察研究では「研究のサイズがどのようにして決まったのか」を報告するのが一般的である[6]。ただし，サンプ

ルサイズが大きければ大きいほど，精度が高くなり，信頼区間が狭くなる。可能であれば，観察研究でも大きなサンプルサイズが望ましいことはいうまでもない。

(2) 解析方法

　ここでは，①解析の対象とした集団，②主解析と副次解析に用いた統計手法，③仮説検定の有意水準と両側検定・片側検定の区別，④解析に用いたソフトウェアを記載する。ランダム化比較試験の論文では，「解析は intention to treat（ITT）の原則に従った」と記載することが多いが，ITT という用語にはさまざまな解釈があり，実際には一部の患者を除外することもある。このため，単に「ITT に従った」と記載するのではなく，解析対象を具体的に定義するほうがよい[3]。新医薬品の承認申請を目的とした臨床試験では full analysis set（FAS）を解析対象とすることが多く，「主要な適格性の基準を満たしていない患者，試験治療を一度も受けていない患者，ランダム化後のデータがない患者」といったように，解析から除外できる被験者を明確に定義している点で，FAS は ITT よりも曖昧さがない。ただし，医学論文の読者や査読者がすべて FAS の定義を理解しているとは限らないため，FAS を解析対象とした場合は，論文中に FAS の定義を記載するか，定義を記載したガイドライン[17]を引用することを推奨する。

　統計手法を記載する場合，Fisher の直接法，t 検定，log-rank 検定といったように一般的な手法を用いたのであれば，単にその名称を記載するだけで十分である。一方，それほど一般的でない手法（例：時間依存性共変量を用いた Cox 回帰分析）を用いた場合は，その手法を解説した文献を引用したうえで，どのような手法なのかを簡単に説明したほうがよい。分散分析や回帰分析を用いた場合は，共変量や交互作用項の有無を含めたモデルがわかるようにする（例：○，△を固定効果，□を変量効果とし，○と△との交互作用を組み入れた反復測定データの混合効果モデル）。単に「二元配置分散分析」のように記載しただけでは，どのようなモデルかがわからず，適切とはいえない。

　忘れてはならないのが，解析に用いたソフトウェアの名称とバージョン，

販売者の名称と所在地である。同一の統計手法であっても，用いるソフトウェアによって統計量や P 値が若干異なることがあり，ソフトウェアの名称とバージョンを示すことは必須である[5]。したがって，第三者がその妥当性を検証できないという理由から，著者が自作したプログラムでデータを解析することは推奨できない。

7. 出資者の役割

　研究の出資者は研究に関与することができ，この関与が偏った報告につながる可能性がある。このため，方法に「Role of the funding source」といったサブセクションを設け，出資者を明らかにするとともに，研究の計画，実施，データ収集，解析，結果の解釈および原稿作成の各段階で出資者が果たした役割を記載することが必要な雑誌も存在する[4]。CONSORT もこの考えを取り入れ，2010 年改訂版では出資者とその役割を示すことを要求している[3]。ただし，雑誌によっては，出資者とその役割を Acknowledgment に示せばよいものもある。出資者とその役割に関する要求は雑誌によって異なるため，詳細は投稿予定誌の規定をご確認いただきたい。

　記載例を以下に示す。下線部①では，企業に所属する著者とアカデミーに所属する著者が試験をデザインし，解析計画を作成したことを記載している。下線部②では，データは企業が保有したものの，アカデミーに所属する著者も制限なくデータにアクセスできたこと，下線部③および④では，企業に所属する著者とアカデミーに所属する著者が合同で解析を実施し，原稿を執筆したことを記載している。そして下線部⑤では，全著者が原稿を点検し，データの完全性と正確性を保証することを記載している。この記載例のように，試験の計画から原稿作成までの間に企業が関与した場合は，報告する内容に不正がないことを企業に所属しない著者が保証するのが最近の流れである。

【出資者の役割を記載した例】
　The industry authors and three academic authors designed the study and

the analyses①, with input from the other investigators. The data were held by the sponsor and shared in full with the academic authors②, and the analyses were performed by an industry author and three academic authors③. The manuscript was written by two academic authors and four industry authors④. All the authors evaluated the study results, reviewed and edited the manuscript, and vouch for the completeness and accuracy of the data⑤ presented[18].

なお，the Journal of the American Medical Association（JAMA）は，企業が出資した研究の成績を原著論文として報告する際には，企業と無関係な公的機関の統計家がデータを解析することを要求している[19]。日本では，この規定を満たす生物統計家が限られるため，企業が出資した研究の成績をJAMAに投稿しようとする場合は，この資格を満たす生物統計家に相談することが必要である。

以上，方法に関する全般的な留意点を整理した。緒言を記載する際のポイントが「貴重な単語数を浪費しないように簡潔にまとめること」であるのに対して，方法を記載する際のポイントは「読者が研究を再現できるように十分な情報を記載すること」である。結果を評価するためには，その研究デザインを理解しなければならない。しかし，方法に十分な情報が記載されていなければ，デザインを理解することはできない。医学研究の成績を報告する場合は，方法に必要な情報を記載しているかどうかにご注意いただきたい。

参考文献

1) International Committee of Medical Journal Editors. Uniform requirements for manuscripts submitted to biomedical journals : writing and editing for biomedical publication. Updated April 2010.（http://www.icmje.org/から入手可能，アクセス日 2011 年 10 月 1

日）
2) Therasse P, Arbuck SG, Eisenhauer EA, Wanders J, Kaplan RS, Rubinstein L, et al. New guidelines to evaluate the response to treatment in solid tumors. J Natl Cancer Inst 2000；92：205-16.
3) Moher D, Hopewell S, Schulz KF, Montori V, Gøtzsche PC, Devereaux PJ, et al. CONSORT 2010 Explanation and Elaboration：updated guidelines for reporting parallel group randomised trials. J Clin Epidemiol 2010；63：e1-37.
4) Lancet. Information for authors.（http://www.thelancet.com/から入手可能，アクセス日 2011 年 10 月 1 日）
5) Lang TA, Secic M. How to report statistics in medicine：annotated guidelines for authors, editors, and reviewers. 2nd ed. Philadelphia（PA）：American College of Physicians；2006.［大橋靖雄，林健一監訳．わかりやすい医学統計の報告：医学論文作成のためのガイドライン．中山書店；2011.］
6) Vandenbroucke JP, von Elm E, Altman DG, Gøtzsche PC, Mulrow CD, Pocock SJ, et al. Strengthening the Reporting of Observational Studies in Epidemiology（STROBE）：explanation and elaboration. Ann Intern Med 2007；147：W163-94.
7) Hippisley-Cox J, Coupland C. Unintended effects of statins in men and women in England and Wales：population based cohort study using the QResearch database. BMJ 2010；340：c2197. doi：10.1136/bmj. c2197.
8) Dahlöf B, Devereux RB, Kjeldsen SE, Julius S, Beevers G, de Faire U, et al. Cardiovascular morbidity and mortality in the Losartan Intervention For Endpoint reduction in hypertension study（LIFE）：a randomised trial against atenolol. Lancet 2002；359：995-1003.
9) Cerhan JR, Wallace RB, Folsom AR, Potter JD, Munger RG, Prineas RJ. Transfusion history and cancer risk in older women. Ann Intern Med 1993；119：8-15.
10) Lang TA. How to write, publish, and present in the health sciences：a guide for clinicians and laboratory researchers. Philadelphia（PA）：American College of Physicians；2009.
11) 中外製薬株式会社．タミフル®カプセル 75 添付文書．2010 年 7 月改訂第 22 版.（http://www.pmda.go.jp/から入手可能，アクセス日 2011 年 10 月 1 日）
12) Kay SR, Opler LA, Lindenmayer JP. Reliability and validity of the Positive and Negative Syndrome Scale for schizophrenics. Psychiatry Res 1988；23：99-110.
13) Ioannidis JP, Evans SJ, Gøtzsche PC, O'Neill RT, Altman DG, Schulz K, et al. Better reporting of harms in randomized trials：an extension of the CONSORT statement. Ann Intern Med 2004：141；781-8.
14) Food and Drug Administration Center for Drug Evaluation and Research. Reviewer guidance：conducting a clinical safety review of a new product application and preparing a report on the review.（http://www.fda.gov/Drugs/GuidanceComplianceRegulatoryInformation/Guidances/default.htm から入手可能，アクセス日 2011 年 10 月 1 日）
15) Friedman LM, Furberg CD, DeMets DL. Fundamentals of clinical trials. 4th ed. New York

(NY): Springer; 2010.
16) Vaira D, Zullo A, Vakil N, Gatta L, Ricci C, Perna F, et al. Sequential therapy versus standard triple-drug therapy for Helicobacter pylori eradication: a randomized trial. Ann Intern Med 2007; 146: 556-63.
17) International Conference on Harmonization of Technical Requirements for Registration of Pharmaceuticals for Human Use. ICH Harmonized Tripartite Guideline: Statistical principles for clinical trials. February 1998. (http://www.ich.org/から入手可能, アクセス日 2011 年 10 月 1 日)
18) Mallal S, Phillips E, Carosi G, Molina J-M, Workman C, Tomažič J, et al. HLA-B*5701 screening for hypersensitivity to abacavir. N Engl J Med 2008; 358: 568-79.
19) The Journal of the American Medical Association. Information for authors and reviewers. (http://jama.ama-assn.org/から入手可能, アクセス日 2011 年 10 月 1 日)

第4章 方法の書き方
―ランダム化比較試験に特有の留意点―

1. はじめに

　ここではランダム化比較試験成績の報告に焦点を絞り，方法 Methods を記載する際の留意点を解説する。Consolidated Standards of Reporting Trials (CONSORT)[1]が方法に要求している情報を**表1**に示す。このうち，項目番号 3a, 4a, 4b, 5 については3章で解説しており，詳細はそちらをご参照いただきたい。以下では，ランダム化や盲検化を中心として，方法に記載すべき内容を解説する。なお，CONSORT の項目番号は実際の論文に記載する順番とは必ずしも一致しないため，ここでは論文に記載する順番に従って各項目の内容を整理した。

2. ランダム化

(1) ランダム化の手順

　被験者選択に伴うバイアスを回避するために用いる手法がランダム化で[1]，適切なランダム化を実施するためには，以下の3つの手順をすべて踏むことが必要である。まず，被験者の組み入れに関与しない第三者（統計家であることが多い）が乱数を発生させて，「1番＝被験治療，2番＝対照治療，3番＝対照治療，……」といったように，番号に試験治療を割付けた表を作成する（手順1）。次に，作成した割付け表に従って試験治療を準備する（手順2）。たとえば，試験治療が医薬品の場合は，「被験薬と対照薬をそれぞれ被験者1名分ずつ個装箱に入れて封印した後，割付け表に従って個装箱に番号を記載する」といった準備をする。最後に，適格性を確認して同意を取得した被験者に対して，医師などの医療提供者が試験治療を割当てる（手順3）。「最初に同意が得られた被験者には1番の箱に入った薬剤，次に同意が得られた被験

表1　ランダム化比較試験の方法の項に記載すべき情報

項目	番号	内容
試験デザイン	3a	並行群間比較，要因試験といった試験デザインの記述。割付け比も含める。
	3b	試験開始後の重要な方法の変更（適格性の基準の変更など）。理由も示す。
被験者	4a	被験者の適格性の基準（選択基準と除外基準）
	4b	データが収集された医療機関の種類とそれらが存在する地域
介入	5	各群の試験治療（被験治療，対照治療）。いつ，どのようにして実際に実施したかも含めて，再現可能な程度に詳しく記述する。
アウトカム	6a	主要なアウトカムと副次的アウトカムの明確な定義。いつ，どのように評価したのかも含める。
	6b	試験開始後のすべてのアウトカムの変更と理由(変更した場合)
サンプルサイズ	7a	目標とする被験者数を設定した方法
	7b	中間解析の内容と早期中止基準の説明（実施した場合）
ランダム化		
割付け表の作成	8a	割付け表の作成方法
	8b	制約の詳細を含むランダム化の種類（ブロック割付け，ブロックサイズなど）
割付けの開示を防ぐために用いた手法	9	割付け表を実際に適用するのに用いた方法（連番を振った容器など）。試験治療が割当てられるまで割付けを開示しないようにするために用いた手段。
ランダム化の実施方法	10	誰が割付け表を作成し，誰が被験者を組み入れ，誰が被験者に試験治療を割当てたか
盲検化	11a	盲検試験の場合，試験治療を割当てた後，誰にどのような方法で盲検を保ったか（例：被験者，医療提供者，アウトカムの評価者）。
	11b	試験治療間の識別不能性の記述（該当する場合）
統計手法	12a	主要および副次的なアウトカムの群間比較に用いた統計手法
	12b	サブグループ解析や共変量の調整といった副次的解析の手法

者には2番の箱に入った薬剤」といったように，同意を取得した順に試験治療を割当てるのが通常のやり方である。二重盲検試験の場合は，被験薬と対照薬が識別できないため，この方法で差支えない。あるいは，割付け表を被験者登録センターに移管し（手順2），医師などが被験者を中央登録した段階で割当てる試験治療を連絡する（手順3）という方法も考えられる。

　CONSORT では，「番号への治療の割付け」に対して allocate，「被験者への

治療の割当て」に対してassignという動詞をそれぞれ使用している。Allocateには「（物など）を〜に配置する」という意味があることから，英語を母語とする方にお聞きすると，一般的な文脈では，人間に対してはallocateよりもassignを用いることが多いとのことである。これは日本語も同様で，人間に仕事や役割を「割当てる」「割振る」とはいうが，人間に仕事を「割付ける」とはいわない。このため，本稿ではallocateを「割付ける」，assignを「割当てる」と訳すこととする。ランダム化比較試験成績を報告する際にはallocateとassignを区別することが必要で，この2つが区別できないと，適切な論文を作成できない。

(2) 割付け表の作成

適切なランダム化を実施するためには，適切な割付け表を作成しなければならない。したがって，ランダム化に言及する部分では，割付け表の作成方法を記載することが必要である。具体的には，①乱数の発生方法，②制約の有無を含めたランダム化の種類，③割付けの比を記載する。

乱数の発生方法を記載する理由は，決定論的な割付け方法 deterministic method of allocation[2]を用いていないことを実証するためである。決定論的な割付け方法とは，「月・水・金に来院した患者には被験薬，火・木・土に来院した患者にはプラセボをそれぞれ割当てる」といったように，来院時点で試験治療が決定し，確率の要素が入っていないものを指す（決定論的な割付け方法は，疑似ランダム化 quasi randomization とも呼ばれる）。こうした方法では選択バイアスを回避することができない。なぜならば，どちらの治療が患者に割当てられるかは来院日から予測できるため，「火・木・土に来院した患者が重症の場合は，プラセボを投与しなくてすむよう，試験への参加を打診しない」と決めることが可能になるからである。したがって，単に「被験者には試験治療がランダムに割当てられた」と記載するのではなく，たしかに乱数を発生させたことを示すことが必要である。通常，乱数はコンピュータのソフトウェアを用いて発生させるが，論文中にソフトウェアの名称や乱数の発生に用いたプログラム名などを記載する必要はなく，「乱数はコンピュータを用いて発生させた」と記載すれば十分である。

次に記載するのは，ランダム化の種類である。ランダム化には制約のないランダム化 simple randomization と制約をおいたランダム化 restricted randomization とがあり，臨床薬理試験のように被験者数が少ない試験を除けば，何らかの制約を設けるのが一般的である。制約をおいたランダム化には，ブロック割付け，層別割付け，動的（適応的）割付けがある。ブロック割付けは「4名分の薬剤を1組として，被験薬と対照薬がそれぞれ2名分ずつ入るようにする」といったもので，この方法を用いた場合は，ブロックのサイズを明確にする。層別割付けは「患者を高齢者と非高齢者という2つの層に分け，各層のなかでランダム化を図る」といったもので，この方法を用いた場合は，層別因子（施設，年齢，重症度など）を明確にする。動的割付けは，最初の n 名だけランダム化を図った後，新たな被験者の組み入れごとに，重要な予後因子の分布に関して「どの群に割当てると群間の均衡が保たれるか」を計算して，分布に不均衡が生じないようにするものである。この場合は，調整に用いた因子（施設，臨床病期，performance status など）を記載する。

ブロック割付けを用いた場合の記載例を以下に示す。下線部では，①コンピュータを用いて乱数を発生したこと，②置換ブロック法を用いたこと，③ブロックのサイズを4名に固定したこと，④施設の医師にはブロックサイズを知らせなかったことが記載されている。

【記載例1】
Randomization was performed according to a computer-generated schedule[1] with a permuted-block design[2]. The fixed block size was four patients[3]. The site investigators did not know the block size[4] [3)].

置換ブロック法 permuted-block design とは，考えられる順列の1つをブロックごとに割付けるものである。たとえば，ブロックサイズが4で，試験治療が2種類の場合，考えられる順列は AABB, ABAB, ABBA, BAAB, BABA, BBAA の6種類であるため，各ブロックにこのうちの1つを割付ける[4)]。記載例1でブロックサイズを医師に開示しなかった理由は，選択バイアスを最小

化するためである。たとえば，ブロックサイズが 4 であることを医師が知れば，「最初の 2 名は薬がよく効いたから，おそらく被験薬が割当てられたのであろう。だとすれば，残り 2 名にはプラセボが割当てられるはずだから，プラセボが割当てられてもよいように，軽症の患者を選ぶことにしよう」といった配慮が生じかねない。こうした知的な当て推量[5]を防ぐためにブロックサイズを開示しないのである。もちろん，ブロックサイズを変えることによって知的な当て推量を防ぐことも可能である。

　記載しなければならないにもかかわらず，しばしば忘れられるのが割付けの比である。通常は被験治療と対照治療を均等に割付けるが，割付け比は常に均等とは限らず，たとえば，被験薬とプラセボの割付け比を 2：1 にすることもある。したがって，割付け比は必ず記載しなければならない。割付け比を記載した例を以下に示す。下線部のように，割付け比を示す際には in という前置詞を用いるのが一般的である。

【記載例 2】
　Eligible patients were randomly assigned <u>in a 1：1 ratio</u> to receive 40 mg of pravastatin or 80 mg of atorvastatin daily[6].

(3) 割付けの開示を防ぐために用いた手法

　先に記載したように，二重盲検試験の場合は，事前に箱詰めした試験薬を順番に使用することによって適切なランダム化を実施することができる。しかし，オープンラベル試験の場合は，被験薬と対照薬を識別できるため，箱を開封してから被験者を選択した場合は，選択バイアスを回避することができない。たとえば，「1 番＝被験薬，2 番＝プラセボ，3 番＝プラセボ，4 番＝被験薬」という割付けを事前に知れば，医師は「2 番目と 3 番目は軽症の患者になるように同意を取得する」という操作をするかもしれない。これでは，適切な割付け表を作成したとしても，被験者を恣意的に選択することが可能になる。

　これを防ぐのが割付けの非開示 allocation concealment で，これは「試験治

療が割当てられる被験者が決定するまで割付け allocation を隠す」ということである。たとえば，登録センターが割付け表を管理し，医師やリサーチコーディネーターが被験者の登録を完了した段階でセンターが割当てる治療を連絡するようにすれば，登録前に割付けが開示されることはない。封筒法を用いる場合も同様で，医師やリサーチコーディネーターが封筒を保管すると，封筒を破ってから被験者を選択するかもしれないが，被験者の選択に関与しない第三者が封筒を保管し，被験者の選択後に封筒を開封するようにすれば，選択バイアスは最小化される。

こうしたことから，CONSORT では「割付け表に基づいて被験者に試験治療を割当てる手順」を記載するように要求している。記載例を以下に示す。下線部では，電話の自動応答システムを用いて被験者登録時にランダム化が図られたこと，このシステム以外からはキーコード（割付け）を知ることができなかったこと，割付け時には実施施設と喫煙の有無を層としたことを記載している。このように，現在では interactive voice response system または interactive web response system を用いる試験が増えてきている。

【記載例3】
Participants were randomly assigned to 1 of 3 treatment groups: oseltamivir, 75 mg or 150 mg orally twice daily, or matching placebo for 5 days. Randomization occurred at the time of study entry by telephone contact with an automated service that had sole access to the code key and was stratified by study site and smoking behavior[7].

(4) ランダム化の実施方法

ランダム化に関する部分では，「誰が割付け表を作成し，誰が被験者を組み入れ，誰が試験治療を割当てたか」を示すことも重要である。その理由は，割付け表の作成者が被験者の選択に関与した場合は，選択バイアスを回避できないからである。国内の臨床試験では，統計家が割付け表を作成することが多く，統計家は医療現場での被験者選択には関与しないため，このことは

自明に思えるかもしれない。しかし，割付け表は必ず統計家が作成するとは限らないため，論文では，割付け表の作成者が被験者の選択や試験治療の割当てには関与しなかったことを明記することが望ましい。二重盲検試験の記載例を以下に示す。下線部では，割付け表の作成者が被験者の適格性の判定，試験治療の投与，アウトカムの評価には関与しなかったことを記載し，割付けを知るものが試験の実行部分には関与しなかったことを明確にしている。

【記載例4】
<u>The person generating the randomization schedule was not involved in determining patients' eligibility, administering treatment, or determining outcome.</u> The patients were assigned in sequence at each site[3].

3．盲検化

(1) 誰に，どのような方法で盲検を保ったか

　被験者選択以降に生じるバイアスを回避するために用いる手法が盲検化で，①治療技術や併用療法が群間で異なることによって生じるバイアス，②アウトカムの評価に伴うバイアス，③解析に伴うバイアスの3つを回避する[1]。盲検の水準は「単盲検」「二重盲検」といった用語で表現することが多いが，これらの用語には統一された定義がなく，多様な解釈が存在するのが現状である。このため，CONSORTでは，被験者・医療提供者・介護者・データ収集者・アウトカム評価者・解析担当者のうち，誰に対して割付けを伏せたのかを明確に記載することを推奨している[1]。あわせて，盲検化に用いた方法も記載する（例：ダブルダミー法）。なお，「盲検化」ではなく，「マスク化」という用語が推奨されることもあるが，「盲検」は臨床研究方法論の専門用語として確立したものであり，通常はこの用語を使用して差し支えない[1]。ただし，視力障害に関する臨床試験の成績を報告する場合は，「マスク化」を用いるほうがよいかもしれない[8]。

　二重盲検試験の記載例を以下に示す。下線部では，被験薬と識別不能なプ

ラセボを用いることによって盲検化を図ったこと，被験者・医師・評価者に盲検を保ったことを示している．なお，最初の文の出だしが「all others」となっているが，この試験では導入期間 run-in period を設けて，この期間に自覚症状のスコアが 20% 以上改善した患者には試験治療を割当てなかった．このため，「20% 以上改善した患者を除く全員」という意味でこのような表現となっている．ここでは「all others」を「patients」と置き換えたうえで記載例を読んでいただければ幸いである．

【記載例5】
All others were randomly assigned to double-blind treatment with risperidone or a placebo of identical appearance. （中略）Throughout the study, the patients, site investigators, and raters remained blinded[3].

もう1つの記載例を示す．ここでは，医師も含めて試験に関与する人には試験中盲検が維持されたこと，データ安全性モニタリング委員会のみが盲検を解除したデータにアクセスできたこと，委員会のメンバーは試験参加者と接触しなかったことが記載されている．さらに続く文では，開鍵に至るまでの割付け表の管理方法が詳細に記載されており，盲検維持の記述に関するよい見本となっている．

【記載例6】
All investigators and study personnel were unaware of treatment assignment for the duration of the study. Only the data and safety monitoring committee saw unblinded data, none of whom had any contact with the study participants. The randomisation sequence was generated by a member of the Statistics Department of Nottingham Clinical Research Limited. Once these lists had been checked, all files were passed on to the interactive voice response system coordinator, who maintained these files securely for

> the duration of the trial. The original lists were deleted by the Department of Statistics, who had no access to the randomization code until the study was unblinded. Masking of drugs was achieved by using matching placebo[9].

(2) 被験治療と対照治療の識別不能性

　プラセボを使用した場合は，実薬とプラセボが外観，味，匂いなどに関してどれだけ似ていたかを説明することが必要である。国内の治験では，実薬とプラセボの識別不能性を第三者機関が確認することが多く，こうした治験の成績を論文として報告する場合には，第三者機関が識別不能性を確認した項目と確認結果を記載すればよい。

　なお，CONSORT の 2001 年改訂版[2]では「盲検化を図った場合は，盲検化が成功したかどうかを評価した方法も示す」という要求が項目 11b として盛り込まれていたが，2010 年改訂版ではこの項目が削除された。実際の臨床試験で，医師や患者に「どちらの治療が割当てられたと思いますか」という質問をし，その正答率が「偶然当たる確率」よりも高いかどうかで盲検化が成功したかどうかを判定することはほとんどない。また，たとえ正答率が偶然では説明できないほど高かったとしても，それは被験治療の有効性が対照治療よりも高かったために生じたのかもしれず，ただちに盲検不成功の証拠となるわけではない。事実，2001 年改訂版が公表された後も項目 11b を記載した論文を目にすることはほとんどなかった。これらを考慮すると，盲検成功の評価が 2010 年改訂版で削除されたことは妥当といえるであろう。

4. 主要なアウトカム

　主要なアウトカムは明確に定義することが必要である。アウトカムの定義に関する最初の記載例を示す。この記載例では，非致死的な心筋梗塞，非致死的な脳卒中，心血管イベントに基づく死亡のいずれかの初発を主要なアウトカムとしているが，心筋梗塞と脳卒中の定義が記載されていないため，被験者がどのような状態になったときに心筋梗塞や脳卒中として扱われたのか

がわからない。また，主要なアウトカムに対しては生存時間解析を実施しているが，治療を割当てた時点と治療を開始した時点のどちらを生存時間解析の開始時点としたのかが記載されていない。単語数に余裕があれば，アウトカムの定義をもう少し詳しく書きたいところである。

【記載例 7】

The prespecified primary outcome was the first occurrence of nonfatal myocardial infarction or nonfatal stroke or death from cardiovascular causes. (中略) Analyses of primary and secondary outcomes were performed with the use of time-to-event methods……[10].

もう 1 つの記載例を示す。下線部①では，ランダム化の時点から主要エンドポイントの発現までを主要な変数とすることが記載されており，生存時間解析の開始時点が明確になっている。続いて，主要エンドポイントは，理由を問わないすべての死亡，心筋梗塞，再入院・再開通を必要とした不安定狭心症および脳卒中の複合エンドポイントであることを示し，さらに個々のイベントの定義を明確にしている。下線部②は心筋梗塞の定義を記載したもので，虚血または梗塞を示唆する自覚症状を必須とし，梗塞を裏付ける心電図上の変化（Q波の出現）または検査値が得られた場合に心筋梗塞として扱ったこと，これらは TIMI（Thrombolysis in Myocardial Infarction）と American College of Cardiology の定義に従ったものであることを記載している。このように記載すれば，どのような状態を心筋梗塞として扱ったのかが明確になる。

【記載例 8】

The primary efficacy outcome measure was the time from randomization until the first occurrence of a component of the primary end point[①]: death from any cause, myocardial infarction, documented unstable angina requiring rehospitalization, revascularization with either percutaneous coronary intervention or coronary-artery bypass grafting (if these procedures were performed at least 30 days after randomization), and stroke. <u>Myocardial infarction was defined by the presence of symptoms suggestive of ischemia or infarction, with either electrocardiographic evidence (new Q waves in two or more leads) or cardiac-marker evidence of infarction, according to the standard TIMI and American College of Cardiology definition</u>②. Unstable angina was defined as……[6]

注：下線部②では，TIMI と American College of Cardiology の定義を記載した文献が引用されている．

5. サンプルサイズの設定

　ランダム化比較試験では，事前に設定した仮説を十分な検出力で検証できるようにサンプルサイズ（被験者数）を設定することが多い．この場合，目標とする被験者数の計算には，①各群のアウトカムの推定値，②有意水準（通常は両側 5% または片側 2.5%），③検出力（通常は 80% または 90%）が必要で，アウトカムが連続数の場合は，④ばらつきの程度（標準偏差）も必要である[1]．

　記載例を以下に示す．これはヘリコバクターピロリの除菌療法に関するランダム化比較試験成績の報告から引用したもので，標準治療の除菌率を 80%，新治療の除菌率を 93% と推定し，13% の群間差を有意水準両側 5%，検出力 80% で検出するためには 1 群 123 名の被験者が必要であったことを記載している．続いて，試験中止率を 20% と見積もって最終的な被験者数を 1 群 148 名以上としたこと，除去率の推定値は先行研究の結果に基づいたものであることを記載している（注：ここでは，原文の「rate」に従って「〜率」と記載したが，厳密にいえば，これらは割合 proportion である．割合と率の違いについては成書[8]を参照いただきたい）．

【記載例 9】

We calculated a sample size of 123 to detect a 13% difference in the eradication rate between the standard triple therapy for 10 days (assumed to have an eradication rate of 80%) and the new 10-day regimen (estimated to have an eradication rate of 93%) with a power of 0.80 and a significance level of 0.05 (2-sided α level=0.05). When we assumed a withdrawal rate of 20%, at least 148 patients were required in each group. Assumptions regarding the eradication rates were based on our preliminary studies[11]．

非劣性試験では，上記の①〜④に加えて，⑤非劣性の許容限界値が必要である。記載例を以下に示す。下線部では，2年後の時点での相対リスク比の片側95%信頼区間の上限が1.17（ハザード比にした場合は1.198）よりも小さければ，非劣性とする旨を事前に定義したことを記載している。この1.17が非劣性の許容限界値，いわゆるマージンである。続く文では，両群の2年間のイベント発現率を22%と推定し，925のエンドポイントが発現するまで観察を継続できれば，1群2000名を組み入れることによって87%の検出力を確保できたことを記載しており，これで被験者数の設定に必要な情報はすべて示したことになる。一見すると有意水準が示されていないように思われるが，この試験は非劣性試験であるため，「片側95%信頼区間」という記述が仮説検定の有意水準に該当するものになる。

【記載例 10】

For the comparison of pravastatin with atorvastatin, we defined the pre-specified boundary for noninferiority as an upper limit of the one-sided 95 percent confidence interval of the relative risk at two years of less than 1.17 (corresponding to a hazard ratio throughout follow-up of 1.198). Assuming a two-year event rate of 22 percent in the atorvastatin group and that the two treatments had equivalent efficacy, we determined that enrollment of

> 2000 patients per group would give the study a statistical power of 87 percent and that this power would be preserved if follow-up continued until 925 end-point events had occurred[6].

6. 統計手法

(1) アウトカムの解析方法

ここでは，解析の対象集団，主要なアウトカムと副次的なアウトカムの解析に用いた統計手法，仮説検定の有意水準，両側検定・片側検定の区別を記載する。記載例を以下に示す。最初の文では，ランダム化が図られた患者をすべて解析対象としたことを記載している。続いて，主要なアウトカムと副次的なアウトカムの解析では，Kaplan-Meier 推定量を算出するとともに log-rank 検定を実施し，補助的に Cox の比例ハザードモデルを用いてハザード比とその 95%信頼区間を算出したことを記載している。さらに，P 値はすべて両側検定から得られたもので，多重性の調整はしていないことを記載している。簡潔ではあるが，生存時間解析に必要な情報はすべて盛り込まれている。

> 【記載例 11】
> Data from all patients who underwent randomization were analyzed according to the intention-to-treat principle. The analyses of the primary outcome and other composites of death or hospitalization were performed with the use of Kaplan–Meier estimates, with the log-rank test for the comparison of the study groups, and a supportive Cox proportional-hazards model to calculate hazard ratios and 95% confidence intervals. (中略) All P values are two-sided and were not adjusted for multiple testing[12].

(2) 副次的解析に用いた統計手法

サブグループ解析や共変量の調整といった副次的な解析を実施した場合

は，それらの解析に用いた統計手法も明らかにすることが望ましい。サブグループ解析の記載例を以下に示す。この記載例では，年齢（65歳未満，65歳〜75歳，75歳超），性別，駆出分画（59%以下，59%超），アンジオテンシン変換酵素阻害薬とベータ遮断薬の併用の有無，糖尿病の有無，試験開始前6ヵ月以内の心不全による入院，地域（欧州，北米，その他）の各因子でサブグループ解析を実施しており，定量値をどこで分割したかが明確になっている。なお，記載例の冒頭で示されているように，サブグループ解析とは，治療効果がサブグループ間で一貫しているかどうか，すなわち，治療効果とサブグループとの間に質的な交互作用がないかどうかを評価するために実施するものであって，個々のサブグループ内で試験治療の効果に統計学的有意差がないかどうかを探すために実施するものではない。

【記載例 12】
　Consistency of effects was assessed for eight prespecified subgroups, according to age （<65, 65 to 75, and>75 years）, sex, ejection fraction （≦59% or>59%）, the use or nonuse of ACE inhibitors and beta-blockers, the presence or absence of diabetes, hospitalization for heart failure within the previous 6 months, and geographic region （Europe, North America, or all other countries）[12]．

(3) 中間解析

実施期間が長期に及ぶ臨床試験では，中間解析を計画することも多い。中間解析を計画した場合は，まず「誰が中間解析の結果を評価したのか」を明らかにする。通常，中間解析の結果は独立データモニタリング委員会が評価するため[5]，この委員会の構成と役割を記載するのが一般的である。記載例を以下に示す。この試験では，National Heart, Lung, and Blood Institute（NHLBI）が10名で構成される独立データ安全性モニタリング委員会を指名し，この委員会が約6ヵ月ごとに中間解析結果を評価した。委員会の役割は，主要なアウトカムと理由を問わないすべての死亡の発現状況をモニターし，被験者の

安全性を確保するとともに，試験を継続するかデザインを変更するかを勧告し，有益性や有害性が明確になった場合には NHLBI に助言することであった。

【記載例 13】

An independent, 10-member data and safety monitoring committee that was appointed by the NHLBI reviewed the interim results approximately every 6 months. The committee's role was to monitor the primary outcome and deaths from any cause, ensure the safety of patients, make recommendations to continue or alter the study design, and advise the NHLBI if there was clear evidence of benefit or harm[10].

独立データモニタリング委員会の構成と役割に続いて，実施した中間解析の回数，試験全体の第1種の過誤の調整方法を記載する。記載例を以下に示す。ここでは，解析計画に従って中間解析を 2000 年 9 月，2001 年 9 月，2002 年 9 月の 3 回実施したこと，中間解析に伴う第 1 種の過誤の増加は O'Brien-Fleming 流の方法で調整したこと，最終の解析では有意水準を 0.0495 としたことが記載されている。

【記載例 14】

Three interim analyses were done in September, 2000, September, 2001, and September, 2002, in accordance with the predefined statistical analysis plan. Multiplicity of testing in the interim analyses of the primary and secondary endpoints was adjusted by the O'Brien-Fleming method. An adjusted significance cut-off of 0.0495 was used for the primary and secondary endpoints at the final analysis[13].

7. 試験計画の重要な変更

　最近では，中間解析の結果に基づいて計画を変更するランダム化比較試験が増えてきた。最初に，試験を早期中止した場合の記載例を示す。これは2型糖尿病患者を対象としたランダム化比較試験の事例で，試験開始時の目的は，ヘモグロビン A1c を 6%以下に低下する強化療法が 7%～7.9%に低下する通常療法よりも心血管イベントの発現率を低下するかどうかを検証することであった。しかし，中間解析の結果，強化療法群では理由を問わないすべての死亡が有意に多いことが判明したため，独立データ安全性モニタリング委員会は強化療法がもたらす可能性のある利益よりも害が上回ると判断した。記載例では，計画に基づいた安全性解析の一部として死亡の傾向を評価した結果，2008 年 1 月 8 日付けで委員会が強化療法の中止を勧告したこと，この勧告が NHLBI に受け入れられたこと，患者には 2008 年 2 月 5 日付けで決定が連絡され，すべて通常療法に切替えられたことが記載されている。

【記載例 15】

　After reviewing mortality trends for several months (and as part of a pre-planned safety analysis), on January 8, 2008, the committee concluded that the harm associated with the increased rate of death from any cause in the intensive-therapy group, as compared with that in the standard-therapy group, outweighed any potential benefits and recommended that the intensive regimen be discontinued for safety reasons. This recommendation was accepted by the NHLBI. Patients were informed of this decision on February 5, 2008, and were subsequently switched to standard glycemic therapy[10].

　また，事前に定めた計画に従って，進行中の試験の中間解析結果に基づいてデザインの一部を変更する臨床試験，すなわち，アダプティブデザインの臨床試験 adaptive design clinical trial も増えてきた[14]。試験デザインの変更に

は，目標とする被験者数の変更，選択・除外基準の変更，割付け比の変更，投与群の一部の割付け中止などが含まれる。こうした試験を実施した場合は，①当初のデザイン，②デザインの変更時点と変更理由，③デザインの変更を決定した手順，④変更後のデザインを記載する。2010 年改訂版の CONSORT の解説[1]では，被験薬の最低用量群の割付けを中止し，割付け比を変更した事例[15]を紹介しているので，アダプティブデザインを用いた臨床試験の成績を報告する方は参考にしていただきたい。

8．その他の特別なランダム化比較試験

(1) 医薬品以外の治療に関するランダム化比較試験

　医薬品以外のランダム化比較試験にはいくつかの特有の論点が存在し，論文には以下の情報を記載することが必要である[16]。第一に，新しい手術方法などは限られた医療機関でしか実施できないため，被験者の選択・除外基準を記載するだけでなく，医療機関や医師の選択・除外基準を記載する（例：年間手術数に関する規定)。これは得られた知見の一般化可能性を考える場合に重要な情報となる。第二に，読者が治療方法を再現できるように，手術などの手順を麻酔・縫合・手術前後のケアなども含めて詳しく記載する。必要であれば，どのようにして手技を標準化したかも記載する。第三に，試験治療を被験者に割当てた手順だけでなく，試験治療を実施する医師をどのように決定したかを記載する。たとえば，新しい手術方法と従来の手術方法を比較する場合，新しい方法は経験豊富な医師，従来の方法はそれほど経験が豊富でない医師が担当するかもしれない。したがって，被験者に手術方法が割当てられた後に執刀医を決定した場合は，治療技術に関するバイアスが生じた可能性が考えられる。一方，被験者と執刀医の両者を中央登録することとし，これらの登録完了後にセンターから割付けが知らされた場合は，こうしたバイアスを最小化したといえよう。最後に，ダミーの手術をすることは倫理上許されないため，手術方法の盲検化は不可能なことが多い。このため，評価に伴うバイアスを回避する目的で，割付けを知らないものがアウトカムを評価したのであれば，評価の手順を詳細に記載すべきである。

(2) クラスターランダム化比較試験

　通常のランダム化比較試験では，被験者1人ひとりに試験治療を割当てるが，被験者を単位としたランダム化が困難な状況も存在する。たとえば，栄養士が被験者に接する態度が丁寧かどうかで食事療法や栄養指導の効果に影響が生じるかどうかを評価する場合，同一の栄養士が被験者ごとに丁寧な接し方と通常の接し方を使い分けるのは困難であろう。こうした場合には，栄養士を単位としてランダム化を図り，同じ栄養士の指導を受ける集団（クラスター）には同じ接し方が割当てられるようにする。これがクラスターランダム化比較試験で，成績の報告時には以下を記載することが必要である[17]。

　第一に，試験の目的や仮説をクラスターと被験者のどちらに対して設定したのかを明らかにする。第二に，被験者の選択・除外基準だけでなく，クラスターに関する適格性の基準も記載する。たとえば，ある基準を満たす医療機関の患者や地域の住民を試験に組み入れたのであれば，医療機関や地域の選択・除外基準を示すことによって，どのようなクラスターが組み入れられたかが明らかになる。医師・栄養士・介護士などに関して基準を設けた場合も同様である。第三に，割付け表作成からクラスターへの介入（被験療法，対照療法）の割当てまでの手順に加えて，被験者を決定するまでの手順を報告する。理由は，割当てられた介入を医師や栄養士などが知った後に被験者を選択すれば，ランダム化の選択バイアス post-randomization selection bias が生じる可能性があるためである。たとえば，被験者の登録が完了してからクラスターに介入を割当てたのであれば，ランダム化の選択バイアスは最小化したといえよう。第四に，クラスターと個人のそれぞれに対してどのようなアウトカムを評価したのかを記載する。最後に，サンプルサイズの設定にはクラスター内（級内）相関係数とクラスターの大きさが影響を及ぼすことから，サンプルサイズの設定根拠にはこれらに関する情報を記載する。

　以上，方法を記載する際の留意点を解説した。本稿では，CONSORT とその拡張版を中心として方法に記載すべき情報を解説したが，ランダム化や盲検化の記述に関しては，CONSORT 以外にもいくつかの提案がなされている。たとえば，ある医学雑誌は投稿規定を改訂し，方法のなかにランダム化と盲検化に関する独立したサブセクションを設けることを義務づけた[18]。また，

プラセボ対照試験の成績を報告する際にはプラセボの組成を記載すべきとい
う意見も公表されている[19]。このように,臨床試験成績の報告に関する要求
は日々変化しており,最新の要求を盛り込んで方法を記載していただければ
幸いである。

参考文献

1) Moher D, Hopewell S, Schulz KF, Montori V, Gøtzsche PC, Devereaux PJ, et al. CON-SORT 2010 Explanation and Elaboration：updated guidelines for reporting parallel group randomised trials. J Clin Epidemiol 2010；63：e1-37.
2) Altman DG, Schulz KF, Moher D, Egger M, Davidoff F, Elbourne D, et al. The revised CONSORT statement for reporting randomized trials：explanation and elaboration. Ann Intern Med 2001；134：663-94.
3) Honer WG, Thornton AE, Chen EY, Chan RC, Wong JO, Bergmann A, et al. Clozapine alone versus clozapine and risperidone with refractory schizophrenia. N Engl J Med 2006；354：472-82.
4) Keech A, Gebski V, Pike R. Interpreting and reporting clinical trials：a guide to the CON-SORT statement and the principles of randomised controlled trials. Sydney (Australia)：Australasian Medical Publishing Company Limited；2007.
5) International Conference on Harmonization of Technical Requirements for Registration of Pharmaceuticals for Human Use. ICH Harmonized Tripartite Guideline：Statistical principles for clinical trials. February 1998. (http://www.ich.org/から入手可能,アクセス日 2011 年 10 月 1 日)
6) Cannon CP, Braunwald E, McCabe CH, Rader DJ, Rouleau JL, Belder R, et al. Intensive versus moderate lipid lowering with statins after acute coronary syndromes. N Engl J Med 2004；350：1495-504.
7) Treanor JJ, Hayden FG, Vrooman PS, Barbarash R, Bettis R, Riff D, et al. Efficacy and safety of the oral neuraminidase inhibitor oseltamivir in treating acute influenza：a randomized controlled trial. JAMA 2000；283：1016-24.
8) Lang TA, Secic M. How to report statistics in medicine：annotated guidelines for authors, editors, and reviewers. 2nd ed. Philadelphia (PA)：American College of Physicians；2006. ［大橋靖雄,林健一監訳.わかりやすい医学統計の報告：医学論文作成のためのガイドライン.中山書店；2011.］
9) Dormandy JA, Charbonnel B, Eckland DJ, Erdmann E, Massi-Benedetti M, Moules IK, et al. Secondary prevention of macrovascular events in patients with type 2 diabetes in the

PROactive Study (PROspective pioglitAzone Clinical Trial In macroVascular Events): a randomised controlled trial. Lancet 2005 ; 366 : 1279-89.
10) The Action to Control Cardiovascular Risk in Diabetes Study Group. Effects of intensive glucose lowering in type 2 diabetes. N Engl J Med 2008 ; 358 : 2545-59.
11) Vaira D, Zullo A, Vakil N, Gatta L, Ricci C, Perna F, et al. Sequential therapy versus standard triple-drug therapy for Helicobacter pylori eradication : a randomized trial. Ann Intern Med 2007 ; 146 : 556-63.
12) Massie BM, Carson PE, McMurray JJ, Komajda M, McKelvie R, Zile MR, et al. Irbesartan in patients with heart failure and preserved ejection fraction. N Engl J Med 2008 ; 359 : 2456-67.
13) Nakamura H, Arakawa K, Itakura H, Kitabatake A, Goto Y, Toyota T, et al. Primary prevention of cardiovascular disease with pravastatin in Japan (MEGA Study): a prospective randomised controlled trial. Lancet 2006 ; 368 : 1155-63.
14) U. S. Food and Drug Administration. Guidance for industry : adaptive design clinical trials for drugs and biologics. Draft guidance issued on February 2010. (http://www.fda.gov/Drugs/GuidanceComplianceRegulatoryInformation/Guidances/default.htm から入手可能, アクセス日 2011 年 10 月 1 日)
15) Sabatine MS, Antman EM, Widimsky P, Ebrahim IO, Kiss RG, Saaiman A, et al. Otamixaban for the treatment of patients with non-ST-elevation acute coronary syndromes (SEPIA-ACS1 TIMI42): a randomised, double-blind, active-controlled, phase 2 trial. Lancet 2009 ; 374 : 787-95.
16) Boutron I, Moher D, Altman DG, Schulz KF, Ravaud P, for the CONSORT Group. Extending the CONSORT statement to randomized trials of nonpharmacologic treatment : explanation and elaboration. Ann Intern Med 2008 ; 148 : 295-309.
17) Campbell MK, Elbourne DR, Altman DG, for the CONSORT Group. CONSORT statement : extension to cluster randomised trials. BMJ 2004 ; 328 : 702-8.
18) Lancet. Information for authors. (http://www.thelancet.com/から入手可能, アクセス日 2011 年 10 月 1 日)
19) Golomb BA, Erickson LC, Koperski S, Sack D, Enkin M, Howick J. What's in placebos : who knows? analysis of randomized, controlled trials. Ann Intern Med 2010 ; 153 : 532-5.

第 5 章 結果の書き方

1. はじめに

　結果 Results は「この研究で何を発見したのか」を記載するセクションである[1]。ここでは，図・表・文章を用いて論理的な順序で得られた結果を報告する[2]。臨床研究の場合は，①研究参加者の内訳，②研究参加者の追跡期間（縦断研究の場合），③研究参加者の背景因子，④アウトカムの解析結果を順に示すのが一般的である[3,4]。多くの医学雑誌は，論文に掲載可能な図表の数に制限を設けるか，論文全体の単語数や文字数に制限を設けたうえで図表 1 枚を何単語（または何文字）として換算するかを規定している。このため，原稿を作成する前に必ず投稿規定を確認し，図表を用いて示すデータを決定した後に文章を書き始めたほうが効率的である。これらを踏まえたうえで，結果に示すべき情報を以下に整理する。

2. 研究参加者の内訳

　臨床研究の結果を報告する場合は，研究対象の候補を設定してから研究を完了するまでの間に参加者（または被験者）の人数がどのように推移したのかを最初に示す。たとえば，臨床試験を含む前向きの研究では，①研究対象の候補となった人数，②適格性を評価した人数，③適格と判定された人数，④調査または介入を受けた人数，⑤調査または介入後にデータが得られた人数，⑥研究を完了した人数，⑦主要な解析に採用された人数を示すのが一般的で，これらをフローチャート形式で報告することが推奨されている[3,4]。こうした内訳は後ろ向きの研究でも示したほうがよく，特にケースコントロール研究では，ケースとコントロールに分けてそれぞれの内訳を示すことが推奨されている[3]。

研究参加者の内訳を示す理由は，研究参加に同意した人と同意しなかった人では特性が異なる可能性があるため[3]，どのような人々が脱落したのかを示すことは，読者が研究結果の一般化可能性を考える際に重要な情報となる。あわせて，各段階で脱落した人数とその理由を示せば，研究に組み入れられた集団（標本）が関心のある集団（研究結果を一般化したい標的集団）を代表しているかどうかを評価することが可能になる。また，ランダム化比較試験の場合は，試験治療の割当てから試験完了までの被験者数の内訳を群別に示すことによって，試験中止が結論に及ぼす影響を評価することができる。たとえば，試験治療開始後の中止が一方の群に集中した場合には，アウトカムの群間比較にバイアスが生じるかもしれない。同様に，プロトコールから逸脱した被験者の内訳も結論に影響を及ぼす可能性があり，「適格性の基準を満たさず」「併用禁止薬を使用」「スケジュール通りに来院せず」といったように重要な逸脱をグループ化したうえで，群別に内訳を示すことが必要である[4]。

さらに，ランダム化比較試験のフローチャートでは，主要な解析に採用された被験者数を群別に示すことが要求されている[4]。理由は，「解析は intention-to-treat の原則に従った」と記載したにもかかわらず，実際には一部の被験者を解析から除外することがあるためで，ランダム化比較試験の結果を報告する場合は，実際に解析対象とした被験者数を示すことが重要である。幸いなことに，Consolidated Standards of Reporting Trials（CONSORT）のウェブサイト（http://www.consort-statement.org/）にはフローチャートのひな型が Word 文書として掲載されており，これをダウンロードすれば，適切なフローチャートを比較的容易に作成することができる。ただし，クラスターランダム化比較試験では，クラスターと被験者それぞれの内訳を示すことが推奨されている[5]。また，医薬品以外を用いたランダム化比較試験では，被験者の内訳を群別に示すだけではなく，手術などの試験治療を実施した医療機関（または，医師などの医療提供者）の内訳と，医療機関または医療提供者あたりの被験者数を群別に示すことが必要である[6]。

この他の種類の研究でも，フローチャートを示すことを考慮すべきである。たとえば，メタアナリシスの結果を報告する場合には，候補となった研究か

ら最終的にメタアナリシスに組み入れる研究を決定するまでの研究数の推移をフローチャートで示すことが推奨されており[7]，診断や検査の正確性を報告する場合にも，検査の対象を設定してから検査結果を得るまで（または，検査後の追跡を終了するまで）の人数の推移を示すことが推奨されている[8]。このように，実施した研究の種類に応じて適切なフローチャートを示すことは医学研究の結果を報告する際の基本原則となっている。

3. 研究参加者の追跡期間

縦断研究を実施した場合は，研究の開始時点と終了時点（または，最初の参加者の組み入れから最終の参加者の観察終了までの期間）を「〇〇年〇月から〇〇年〇月まで」といった形式で記載する。あるいは，研究参加者の組み入れ期間を記載した後，観察期間の中央値と範囲（最小値，最大値）を示すことでもよい。研究の種類によっては，人年 person-year を単位として観察期間を算出し，その中央値と範囲を示すほうがよいかもしれない[3]。こうしたデータを示す理由は，研究の実施時期を知ることが結果の一般化可能性を考える際に重要だからである[3,4]。ただし，研究の実施時期を方法に記載した場合は，観察期間の中央値と範囲のみを結果に示すことで差し支えない。

4. 研究参加者の背景因子

研究参加者（または被験者）の背景因子は，表を用いてグループごとに要約するのが一般的である。ここでいう背景因子とは，性別，年齢，体重，疾患の重症度や罹病期間，既往歴，合併症，重要な変数の投与前値といったもので，英語では「demographic and baseline characteristics」と表記することが多い。一方，グループとは，ケースコントロール研究のケース群・コントロール群，コホート研究の曝露群・非曝露群，ランダム化比較試験の被験治療群・対照治療群といったもので，コホート研究では曝露の程度に応じて複数のグループに分けることがあるかもしれない。参加者によってはある背景因子が不明ということもあり，そうした場合は，その背景因子が不明な人数を表中

に明記する。とくに，観察研究では，曝露の有無を含めてデータを追跡できないことがあり，欠測値の数を明記することは重要である[3]。また，医薬品以外を用いたランダム化比較試験では，被験者背景だけではなく，手術などの試験治療を実施した医療機関や医療提供者の背景因子（年間手術数，これまでに経験した手術数，資格など）を群別に示すことが必要である[6]。

こうした背景因子を示す理由は3つある。第一の理由は，選択基準や除外基準と実際の参加者との間に差異がないかどうかを評価するためである。たとえば，選択基準では年齢に上限を設けなかったにもかかわらず，実際に参加したのはすべて65歳未満の患者であったという事態が起こるかもしれない。したがって，選択基準と除外基準を記載すれば，被験者背景を示さなくてもよいということにはならない。第二の理由は，研究対象集団がその疾患の患者集団を代表しているかどうかを評価するためである。たとえば，被験者の半数を女性が占める前立腺肥大の研究や，半数を男性が占める乳がんの研究がもしあったとしたら，研究対象集団の男女比は標的集団の男女比と大きく異なることになり，そうした研究の結果は慎重に解釈すべきである。第三の理由は，グループ間の比較可能性を評価するためで，たとえばランダム化比較試験の被験治療群と対照治療群の被験者背景の分布が同様であれば，アウトカムの差は治療の差によるものと推定することが可能になる[4]。

ただし，ランダム化比較試験の結果を報告する場合，被験者背景の比較可能性を評価する目的で仮説検定を実施することは推奨できない。仮説検定というのは，帰無仮説下で今回得られた結果またはもっと極端な結果が得られる確率を計算し，その確率（P値）が事前に定めた閾値（有意水準）以下であった場合は，「珍しいことが偶然起こった」とは考えず，「最初の帰無仮説が誤っていた」と考えて，対立仮説（研究者が立証したい仮説）を採択するという手法である。しかし，被験者数が少ない試験の場合は，たとえ適切なランダム化を実施したとしても，ある背景因子では偶然不均衡が生じる可能性がある[4]。したがって，被験者背景に対する仮説検定のP値がどれほど小さくなっても，「偶然不均衡が生じた」と解釈し，「ランダム化は適切に実施されなかった」などと解釈することはない。つまり，ここでは対立仮説が存在しないのである。このため，CONSORTでは，被験者背景に対する仮説検定

を要求していない[4]。

　研究者によっては，仮説検定を用いて背景因子の分布の均一性を評価し，ある背景因子で群間の分布が有意に異なった場合は，分布の不均衡が結論に及ぼす影響を評価する目的で共分散分析やサブグループ解析などを実施するかもしれない。しかし，共変量として考慮する必要があるのはアウトカムと関連する因子である[9]。たとえば，性別の分布に不均衡があったとしても，性別とアウトカムに関連がなければ，その不均衡を調整する必要はない。一方，アウトカムと強く関連する背景因子が事前に判明していれば，仮説検定の P 値の大小にかかわらず，解析の共変量とすることを試験開始前に計画すべきである。すなわち，ある背景因子を共変量とするかどうかは「その因子がアウトカムと関連するかどうか」という観点から決定すべきで，試験終了後に実施する仮説検定の結果に応じて，共変量として調整した解析やサブグループ解析を実施するのは適切ではない[9-11]。同様の理由から，Strengthening the Reporting of Observational Studies in Epidemiology（STROBE）でも，仮説検定の P 値に基づいて調整すべき交絡因子を選択することを推奨していない[3]。

5. アウトカムの解析結果

(1) 解析結果を示す順序

　一般的には，重要なアウトカムから順に解析結果を提示する。すなわち，主要なアウトカムの結果を示してから，副次的なアウトカムの結果を示すのが通常の報告方法である。ただし，研究によっては，副次的なアウトカムの解析結果を先に示すものもある。代表例は，高血圧症患者の心血管イベント発現に降圧薬が及ぼす影響を評価するランダム化比較試験で，ほとんどの試験では心血管イベントの発現を主要なアウトカムと定義するにもかかわらず，副次的なアウトカムである降圧効果を先に記載することがある[12,13]。これは，「血圧を管理した結果として心血管イベントが減少するのであるから，血圧を管理できているかどうかを先に示すべきである」という考えが根底にあるためで，こうした領域では，先行研究の論文を参考にして副次的なアウトカムから結果を記載することで差支えない。

表1 本態性高血圧症患者 200 名に A または B を投与したときの収縮期血圧の経時変化

項目	薬剤	患者数	試験薬投与開始後の日数				
			1日	7日	14日	21日	28日
収縮期血圧	A	100	161±16.1	155±16.0	150±13.2	140±13.9	134±14.5
(mmHg)	B	100	160±15.8	151±13.0	145±11.8	135±13.0	130±12.4

平均値±標準偏差。1日目の値は投与開始前値を示す。

(2) 図，表，文章の使い分け

　アウトカムの解析結果は図・表・文章を用いて報告する。図や表を用いる場合，正確な数値を示したいのであれば表を選択し，変化の傾向や顕著な差を読者の視覚に訴えたいのであれば図を選択する[14]。これが図と表の選択基準で，被験者数や平均値，仮説検定の P 値，信頼区間などを書き込んだ棒グラフを見かけることもあるが，正確な数値が重要なのであれば表にしたほうがよい。なお，図表は比較的大きなスペースを必要とするため，同じデータを図と表の両方で示すのは避けるべきである[2]。

　図や表を用いる目的は「文章で伝えるのが困難な情報をわかりやすく伝えること」である。したがって，図表を用いてデータを示した場合は，そのすべてを文章で繰り返すのではなく，注目してほしい部分を簡潔に叙述する。たとえば，**表 1** を結果に示したと仮定する。

　この表の内容を以下のような文章で説明したとしたら，ほとんどの読者はこの論文を読むのが嫌になるであろう。

【文章による図表への言及 1】

　A 群の 1 日目，7 日目，14 日目，21 日目，28 日目の収縮期血圧はそれぞれ 161±16.1，155±16.0，150±13.2，140±13.9，134±14.5 mmHg であった（平均値±標準偏差，以下同様）。一方，B 群の 1 日目，7 日目，14 日目，21 日目，28 日目の収縮期血圧はそれぞれ 160±15.8，151±13.0，145±11.8，135±13.0，130±12.4 mmHg であった。

　逆に，図や表を示すだけで，文章による説明がまったくないのも適切とは

いえない。たとえば，以下のような記載だと，読者は何のガイドもない状態で著者が**表1**のデータから主張したいことを理解しなければならない。

> **【文章による図表への言及2】**
> 　A群およびB群の収縮期血圧の経時変化を**表1**に示す。次に，A群およびB群の拡張期血圧の経時変化を**表○**に示す。さらに，追跡期間中にA群およびB群でエンドポイント（脳卒中または心筋梗塞）が発現した被験者数の推移を**図○**に示す。

　提示した図表の中身を文章で説明する理由は，単に図表を見ただけでは著者の言いたいことがわからないためである。たとえば，**表1**を見ただけでは，著者が「A群，B群のどちらでも収縮期血圧が投与期間に応じて低下した」ことを強調したいのか，それとも「どの時点でもB群の収縮期血圧はA群の値よりも低かった」ことを強調したいのかがわからない。しかし，以下のような文章で**表1**に言及すれば，読者は著者の主張を理解できるようになる。

> **【文章による図表への言及3】**
> 　A群およびB群の収縮期血圧の経時変化を**表1**に示す。両群とも収縮期血圧は試験薬の投与期間に応じて低下したものの，投与開始後のいずれの時点でもB群の平均値はA群よりも低く，投与開始後28日の収縮期血圧の平均値（標準偏差）はA群134（14.5）mmHg，B群130（12.4）mmHgであった。

　なお，図表に言及する場合は「〜を**図○**に示す」「〜を**表○**に示す」という表現を用いることが多く，このように記載すれば，図表に言及していることが明確になる。実際，この表現は多くの論文で用いられている。ただし，この言及方法の欠点は，「〜」の部分が図表のタイトルと重複することである。たとえば，先に提示した表1のタイトルは「本態性高血圧症患者200名にA

またはBを投与したときの収縮期血圧の経時変化」となっており，この表に対して「A群およびB群の収縮期血圧の経時変化を表1に示す」と言及するのは，冗長ということもできる。単語数や文字数の制限が厳しい雑誌に投稿する論文ではこうした重複を避けたいことがあり，そのような場合は，以下のように図表番号をかっこ内に示すことを推奨する。ただし，この方法には，図表に言及していることが文の最後になってやっとわかるという欠点があり，どちらの言及方法を用いるかは投稿規定を考慮したうえで決定していただきたい。

【文章による図表への言及 4】
　収縮期血圧は両群とも試験薬の投与期間に応じて低下したものの，投与開始後のいずれの時点でもB群の平均値はA群よりも低く，投与開始後28日の収縮期血圧の平均値（標準偏差）はA群134（14.5）mmHg，B群130（12.4）mmHgであった（表1）。

(3) 解析結果の報告方法

　アウトカムの解析結果を報告する場合，単に統計学的有意差の有無だけを示すのは不適切である[4,14]。ある集団を研究に組み入れたのであれば，その集団（標本）からどのようなデータが得られたかをまず記述する。そして，関心のある集団（標的集団）に対する推測として，仮説検定のP値や，エフェクトサイズ（グループ間の差異を表す尺度）とその95%信頼区間を記載する。これが適切な解析結果の報告方法である[4,14]。エフェクトサイズを示す理由は，仮説検定のP値よりもエフェクトサイズのほうが医学的に解釈しやすいからで，「新薬は全生存期間を統計学的に有意に延長した」と記載するよりも，「新薬は全生存期間の中央値を標準薬よりも6ヵ月延長した」と記載するほうが，新薬の効果を具体的に解釈しやすい。以下では，アウトカムの種類ごとに解析結果の報告方法を説明する。

　アウトカムが「潰瘍の治癒・非治癒」「腫瘍縮小効果の完全奏効・部分奏効・安定・進行」といったカテゴリカルデータである場合は，グループごと

に各カテゴリーの頻度 frequency と割合 proportion を記述する。たとえば,「被験薬群 200 名のうち,潰瘍が治癒したのは 180 名(90%),治癒しなかったのは 20 名(10%)であった」といった文がこの記述に該当する。なお,頻度とはそのカテゴリーに落ちた数のことで,「潰瘍の治癒頻度は 90%であった」と記載するのは誤りである。

　割合を示す場合は,必ず分母がわかるようにする[14]。理由は,複数のアウトカムを測定し,それらの測定間隔が異なる場合は,アウトカムによって解析対象集団が異なる可能性があるためである[4]。たとえば,被験者が毎日測定するアウトカムと,医師が 4 週ごとに測定するアウトカムがあるランダム化比較試験の場合,試験開始後 21 日目に中止した被験者では,ランダム化後のデータの有無がアウトカムによって異なる可能性がある。同様に,経時的に反復測定するアウトカムでも測定時点によって分母が異なる可能性がある。したがって,「フローチャートに解析対象集団を示せば,分母は不要」ということにはならない。

　アウトカムがカテゴリカルデータの場合は,「(完全奏効+部分奏効) vs. (安定+進行)」といったように分割して,2 値データを最終的な評価に用いることが多い。2 値データのエフェクトサイズはリスク比やオッズ比,リスク差といった形で示すことができるが,相対リスク比を示す場合は,絶対リスク差もあわせて示すことが推奨されている[4,14]。たとえば,標準薬群の心血管イベント発現割合が 50%,新薬群の心血管イベント発現割合が 25%であった場合,「新薬は心血管イベントの発現リスクを 50%低下する」ということができるが,標準薬群の心血管イベント発現割合が 2%,新薬群の心血管イベント発現割合が 1%であった場合にも同じように表現することが可能である。しかし,絶対リスク差で表現すると,発現割合が 50%と 25%の場合の群間差は 25%であるのに対して,2%と 1%の場合の群間差はわずか 1%にすぎない。このため,単に相対リスク比のみを報告すると,読者が新薬の有効性を過大に評価する恐れがある。

　アウトカムが血圧や血清脂質値といった連続データの場合は,グループごとに各観測時点のアウトカムの「中心の位置」と「ばらつきの程度」を記述する。適切な記述統計量は変数の分布によって異なり,分布が対称な場合は

平均値と標準偏差，非対称な場合は中央値と四分位点（25%点と75%点）あるいは中央値と範囲（最小値～最大値）がそれぞれ適切な記述統計量となる[14]。ばらつきの程度を示さず，平均値や中央値のみを示すのは適切ではない。なぜならば，中心の位置がどれだけ信頼できるかは，ばらつきの程度に依存するからである。

　研究によっては，実測値そのものではなく，実測値に基づいて算出した変化量や変化割合をアウトカムにすることもある。たとえば，試験治療開始時と終了時の血清脂質値から変化割合｛(終了時－開始時)/開始時｝を算出し，その変化割合を群間で比較する臨床試験がこれに該当する。こうした場合は，変化割合のみではなく，実測値がわかるようにする。すなわち，実測値から派生したデータだけでなく，もとの実測値がわかるようにする[2]。なぜならば，投与前値が140 mg/dLの悪玉コレステロールを20%低下する場合と，投与前値が180 mg/dLの悪玉コレステロールを20%低下する場合では，臨床的な意味が異なるからである。ただし，すべてを文章で記載する必要はなく，実測値と変化割合を表にまとめ，文中には重要な記述統計量のみを示すことで差支えない。

　連続データのエフェクトサイズは，平均値の差として示すのが一般的である[4]。ここでの留意点は推定精度の表示方法で，ランダム化比較試験を実施した場合は，群間の平均値の差とその95%信頼区間を直接示すべきである。よくみられる誤りは，平均値の95%信頼区間を群ごとに算出し，その重なり具合から群間差に言及することで，こうした行為は群間差に関して誤った情報をもたらす可能性がある[15]。もし研究者の関心が「群間の比較」にあるのであれば，群間差の指標を直接示すのが適切な報告方法である。

　アウトカムがtime-to-eventデータの場合は，観察期間中に発現したイベントの数をグループごとに記述する。続いて，観察期間中のイベント発現の推移を報告する。イベント発現の推移はKaplan-Meier曲線として図にするのが一般的で，ここでの留意点は，3ヵ月・6ヵ月・1年といった適切な間隔で，リスクに曝された参加者数number at riskをグループごとに示すことである[14]。たとえば，死亡がアウトカムである場合は，ある時点での生存者数がnumber at riskに相当する。通常，この数値はX軸の下に表示する。

Time-to-eventデータのエフェクトサイズは，ハザード比や生存期間の中央値の差として示すことができる[4]。ハザード比はCox回帰分析から得られるもので，リスク比と同じように解釈することができ，ハザード比が1よりも大きければリスクの増加，ハザード比が1よりも小さければリスクの減少を意味する[14]。生存時間解析を実施した場合は，①Kaplan-Meier曲線，②log-rank検定（または一般化Wilcoxon検定）のP値，③ハザード比とその95%信頼区間を報告するのが一般的である。

なお，前項では，図表で示したデータを文章で繰り返すべきではないと記載したが，重要な記述統計量と推測統計量を叙述するのは差支えない。以下に記載例を示す。これは，心筋梗塞の既往がある患者を対象としてアスピリン単独療法，ワルファリン単独療法，アスピリンとワルファリンの併用療法のいずれかをランダムに割当て，心筋梗塞の再発予防効果を比較した臨床試験成績から引用したものである。ここには，アスピリン群，ワルファリン群，併用群の被験者数がそれぞれ1206名，1216名，1208名で，そのうち241名（20.0%），203名（16.7%），181名（15.0%）に主要なアウトカムが発現したことが記述され，群間のリスク比（エフェクトサイズに該当するもの）とその95%信頼区間，さらに仮説検定のP値が示されている。

【文章による適切な報告】

The primary outcome, a composite of death, nonfatal reinfarction, or thromboembolic cerebral stroke, occurred in 241 of 1206 patients receiving aspirin (20.0 percent), 203 of 1216 receiving warfarin (16.7 percent; rate ratio as compared with aspirin, 0.81; 95 percent confidence interval, 0.69 to 0.95; $P=0.03$), and 181 of 1208 receiving warfarin and aspirin (15.0 percent; rate ratio as compared with aspirin, 0.71; 95 percent confidence interval, 0.60 to 0.83; $P=0.001$)[16].

ここまではエフェクトサイズを「群間の差異の尺度」という意味で用いてきたが，ときには同じ言葉を「平均値の群間差を共通の標準偏差（または対

照群の標準偏差)で割ったもの」という意味で用いることがある。以下に記載例を示す。これはクロザピンに抵抗性を示す統合失調症患者を対象として,クロザピンの投与を継続したうえでリスペリドンまたはプラセボのいずれかをランダムに上乗せした臨床試験成績から引用したものである。文中のエフェクトサイズとは,スコアの平均値の群間差を2群共通の(2群を併合した)標準偏差で割ったもので,Cohen の d 統計量と呼ばれる[17]。なお,文中のPANSS は Positive and Negative Syndrome Scale の略で,統合失調症の症状30項目を項目ごとに7段階(なし,ごく軽度,軽度,中等度,やや重度,重度,最重度)で判定するものである[18]。PANSS のスコアはカテゴリカルデータであるが,とりうるカテゴリーがある程度多く,特定のカテゴリーに分布が集中していなければ,カテゴリカルデータであっても,連続データに対する手法を適用して問題はない[19]。このため,ここでは PANSS スコアが連続データとして扱われている。

【エフェクトサイズを異なる意味で使用した例】

The mean difference in the change in PANSS scores from baseline to eight weeks between the two groups was 0.1 (95 percent confidence interval, -7.3 to 7.0). The effect sizes generated by these estimates would range from -0.50 to 0.49[20].

(4) 有効数字

統計解析ソフトウェアを用いてデータを解析する場合,出力する桁数を制御しないと,小数点以下の値が延々と示されることになる。しかし,それらを出力通りに記載することが「正確な報告」なのではない。解析結果を示す際には,アウトカムの測定精度を考慮すべきで,医学的に意味のない精度まで結果を報告するのは無意味である。平均値は生データよりも小数点以下1桁余分に示せばそれで十分で,標準誤差と標準偏差は平均値より1桁多くしてもよい[21]。さらに,仮説検定のP値が小さい場合は,「$P=3\times10^{-16}$」といったように記載するのではなく,特定の値,たとえば 0.001 未満の P 値は「$P<$

0.001」といった形式で丸める。回帰分析の結果を記載する場合にも，回帰式の勾配や切片（Y＝aX＋b という式の a や b）を医学的に意味のある桁数に丸めるべきである[21]。

次に，分母が 100 未満の場合，パーセンテージ（百分率）は整数で表示する[14]。10/30 を 33.3％ と記載するのは適切ではなく，分母が 100 以上になった場合にのみ，小数点以下を表示すべきである。さらに，分母が 20 未満の場合は，被験者数や件数を直接記載することを考慮したほうがよい[14]。

(5) 有害事象の解析結果

医薬品に関する研究の結果を報告する場合は，ベネフィットだけでなく，害 harm に関する情報も報告すべきである。なぜならば，患者にどの治療方法を用いるかを医師が決定する際には，医薬品のベネフィットと害を秤にかけて評価するからである[4]。根拠に基づく医療 evidence-based medicine を実施しようとする場合，信頼の高い情報は，ランダム化比較試験の論文から得ることとなる。このため，医薬品を用いたランダム化比較試験の結果を報告する場合は，簡潔でもよいから，有害事象の解析結果を報告することが要求されている[22]。

単語数や文字数に制限のある雑誌に投稿する論文では，安全性の報告に多くのスペースを割くことが困難なことも多い。しかし，「重篤な有害事象」「重症の有害事象」「試験薬の投与を中止した有害事象」といったように有害事象の種類を限定したうえで解析結果を報告すれば，それほどスペースを消費しなくてすむ。たとえば，抗がん薬の臨床試験では，米国 National Cancer Institute が作成した Common Terminology Criteria for Adverse Events[23]に従ってグレード 3 以上の有害事象を報告することが多い。ただし，個々の医師が判定する医薬品と有害事象との因果関係は本質的に主観的なものであり，重篤な有害事象を緊急に報告すべきかどうかを判断する場合を除いて，医師による因果関係の判定には価値がない[24,25]。したがって，医師が因果関係を否定しなかった有害事象（通常，「副作用」と呼ばれる）のみを報告するのは適切とはいえない。

以下に，有害事象の解析結果の記載例を示す。これは，ヘリコバクターピ

ロリの除菌に関するランダム化比較試験成績から引用したもので，文中の sequential therapy は著者が提案する新しい除菌療法，standard regimen は従来の標準的な除菌療法である．ここでは，まず忍容性（患者が治療に耐えることができたかどうか）を記載し，有害事象のために治療を中止したのが1名のみであったことから，どちらの治療も忍容性は良好であったと記載している．続いて，有害事象の発現割合を群別に示し，もっともよくみられた有害事象の内容を叙述している（注：副作用 side effect という用語が用いられているが，この論文では治療開始後に新たに発現するか，悪化した症状はすべて「治療と関連あり」と判定しており，ここでの副作用は通常の有害事象に該当するものである）．すなわち，忍容性を報告した後に安全性を報告するという手順を遵守しており，安全性の報告に関するよい見本となっている．

【有害事象の解析結果を記載した例】

 Both treatments were well tolerated, and only 1 (0.7%) patient who was randomly assigned to the standard regimen group discontinued treatment (because of vomiting on the second day). A total of 25 (17.5%) patients who received sequential therapy and 25 (17.1%) patients who received standard treatment reported minor side effects. The most frequent side effects in both groups were epigastric pain (5.6% vs. 4.8%; $P=0.902$) and mild diarrhea (4.8% vs. 2.8%; $P=0.54$)[26].

 以上，結果を記載する際の留意点を解説した．臨床研究の結果を報告する場合，多くの著者は仮説検定の結果が有意であったかどうかのみを強調しがちであるが，重要なのは，①研究に組み入れられた集団で得られたデータ（記述統計量），②仮説検定の P 値，③エフェクトサイズとその95%信頼区間をバランスよく報告することである．国際的に評価の高い医学雑誌に投稿する場合は，抄録にもエフェクトサイズとその95%信頼区間を記載することが要求されており，結果にエフェクトサイズのデータがなければ，抄録に示すことはできない．統計学的有意差は検出力（研究参加者数）に依存することを理

解し，適切な結果を記載していただければ幸いである。

参考文献

1) Keech A, Gebski V, Pike R. Interpreting and reporting clinical trials : a guide to the CONSORT statement and the principles of randomised controlled trials. Sydney (Australia) : Australasian Medical Publishing Company Limited ; 2007.
2) International Committee of Medical Journal Editors. Uniform requirements for manuscripts submitted to biomedical journals : writing and editing for biomedical publication. Updated April 2010.（http://www.icmje.org/から入手可能，アクセス日 2011 年 10 月 1 日）
3) Vandenbroucke JP, von Elm E, Altman DG, Gøtzsche PC, Mulrow CD, Pocock SJ, et al. Strengthening the Reporting of Observational Studies in Epidemiology (STROBE) : explanation and elaboration. Ann Intern Med 2007 ; 147 : W163-94.
4) Moher D, Hopewell S, Schulz KF, Montori V, Gøtzsche PC, Devereaux PJ, et al. CONSORT 2010 Explanation and Elaboration : updated guidelines for reporting parallel group randomised trials. J Clin Epidemiol 2010 ; 63 : e1-37.
5) Campbell MK, Elbourne DR, Altman DG for the CONSORT Group. CONSORT statement : extension to cluster randomised trials. BMJ 2004 ; 328 : 702-8.
6) Boutron I, Moher D, Altman DG, Schulz KF, Ravaud P for the CONSORT Group. Extending the CONSORT statement to randomized trials of nonpharmacologic treatment : explanation and elaboration. Ann Intern Med 2008 ; 148 : 295-309.
7) Liberati A, Altman DG, Tetzlaff J, Mulrow C, Gøtzsche PC, Ioannidis JP, et al. The PRISMA statement for reporting systematic reviews and meta-analyses of studies that evaluate health care interventions : explanation and elaboration. J Clin Epidemiol 2009 ; 62 : e1-34.
8) Bossuyt PM, Reitsma JB, Bruns DE, Gatsonis CA, Glasziou PP, Irwig LM, et al. The STARD statement for reporting studies of diagnostic accuracy : explanation and elaboration. Ann Intern Med 2003 ; 138 : W1-12.
9) Senn SJ. Covariate imbalance and random allocation in clinical trials. Stat Med 1989 ; 8 : 467-75.
10) Altman DG. Adjustment for covariate imbalance. In : Armitage P, Colton T, eds. Encyclopedia of biostatistics. Chichester (UK) : John Wiley ; 1998. 1000-5.
11) Assmann SF, Pocock SJ, Enos LE, Kasten LE. Subgroup analysis and other (mis)uses of baseline data in clinical trials. Lancet 2000 ; 355 : 1064-9.
12) Dahlöf B, Devereux RB, Kjeldsen SE, Julius S, Beevers G, de Faire U, et al. Cardiovascular morbidity and mortality in the Losartan Intervention For Endpoint reduction in hypertension study (LIFE) : a randomised trial against atenolol. Lancet 2002 ; 359 : 995-1003.
13) Dahlöf B, Sever PS, Poulter NR, Wedel H, Beevers DG, Caulfield M, et al. Prevention of

cardiovascular events with an antihypertensive regimen of amlodipine adding perindopril as required versus atenolol adding bendroflumethiazide as required, in the Anglo-Scandinavian Cardiac Outcomes Trial-Blood Pressure Lowering Arm (ASCOT-BPLA): a multicentre randomised controlled trial. Lancet 2005；366：895-906.
14) Lang TA, Secic M. How to report statistics in medicine: annotated guidelines for authors, editors, and reviewers. 2nd ed. Philadelphia (PA): American College of Physicians；2006.［大橋靖雄, 林健一監訳. わかりやすい医学統計の報告：医学論文作成のためのガイドライン. 中山書店；2011.］
15) Altman DG, Machin D, Bryant TN, Gardner MJ. Statistics with confidence. 2nd ed. Bristol (UK): British Medical Journal；2000.
16) Hurlen M, Abdelnoor M, Smith P, Erikssen J, Arnesen H. Warfarin, aspirin, or both after myocardial infarction. N Engl J Med 2002；347：969-74.
17) Cohen J. Statistical power analysis for the behavioral sciences. 2nd ed. Hillsdale (NJ): Lawrence Erlbaum Associates；1988.
18) Kay SR, Opler LA, Lindenmayer JP. Reliability and validity of the Positive and Negative Syndrome Scale for schizophrenics. Psychiatry Res 1988；23：99-110.
19) 大橋靖雄, 森田智視. QOL の統計学的評価. In：池上直己, 福原俊一, 下妻晃二郎, 池田俊也編. 臨床のための QOL 評価ハンドブック. 医学書院；2001. 21-31.
20) Honer WG, Thornton AE, Chen EY, Chan RC, Wong JO, Bergmann A, et al. Clozapine alone versus clozapine and risperidone with refractory schizophrenia. N Engl J Med 2006；354：472-82.
21) Altman DG. Practical statistics for medical research. Chapman & Hall；1991.［木船義久, 佐久間昭訳. 医学研究における実用統計学. サイエンティスト社；1999.］
22) Ioannidis JP, Evans SJ, Gøtzsche PC, O'Neill RT, Altman DG, Schulz K, et al. Better reporting of harms in randomized trials: an extension of the CONSORT statement. Ann Intern Med 2004：141；781-8.
23) National Cancer Institute. Common Terminology Criteria for Adverse Events (CTCAE) version 4.0 (http://ctep.cancer.gov/から入手可能, アクセス日 2011 年 10 月 1 日)［Japan Clinical Oncology Group 訳. 有害事象共通用語規準 v4.0 日本語訳 JCOG 版. (http://www.jcog.jp から入手可能, アクセス日 2011 年 10 月 1 日)］
24) U. S. Food and Drug Administration Center for Drug Evaluation and Research. Reviewer guidance: conducting a clinical safety review of a new product application and preparing a report on the review. Issued on Feb 2005. (http://www.fda.gov/Drugs/GuidanceComplianceRegulatoryInformation/Guidances/default.htm から入手可能, アクセス日 2011 年 10 月 1 日)
25) Council for International Organizations of Medical Sciences. Management of safety information from clinical trials: report of CIOMS working group VI. Geneva (Swiss): World Health Organization；2005.
26) Vaira D, Zullo A, Vakil N, Gatta L, Ricci C, Perna F, et al. Sequential therapy versus standard triple-drug therapy for Helicobacter pylori eradication: a randomized trial. Ann Intern Med 2007；146：556-63.

第6章 考察の書き方

1. はじめに

　考察 Discussion は，得られた結果の意味合いを解釈し，著者の結論を記載するセクションである。考察はサブセクションを設けずに記載されることが多いが，Annals of Internal Medicine（Ann Intern Med）がその投稿規定で考察の構造化を推奨してから[1]，医学論文の執筆に関する指針や教科書も構造化した考察を推奨するようになり[2-5]，最近では考察にサブセクションを設ける論文が増えている。これらの指針や教科書が提案する構造を**表1**に示す。項目数は若干異なるものの，いずれも提案している内容はほぼ同一である。すなわち，以下の順序で考察を記載するのが現在の標準となっている。

①主要な結果を簡潔に要約する。
②なぜそのような結果が得られたのか，考えうる機序を説明する。
③得られた結果を関連する研究の結果と比較する。
④研究の限界に言及する。
⑤得られた結果の医学的な意味を述べ，追加すべき研究があれば，その内容を示す。

以下では，この順序に従って考察を記載する際の留意点を解説する。

2. 主要な結果の要約

　考察の冒頭では，研究の主要な結果を簡潔に要約する。これによって読者は主要な結果を再確認することができ，以下に続く著者の主張が事実に裏付けられたものかどうかを確認するのにも役立つ[4]。ここでの1番目の留意点は，緒言に記載した内容を思い出すということである。緒言では「なぜこの研究を実施したのか」を説明したはずで，その際には，研究で解明しようと

第 6 章　考察の書き方

表 1　各種の指針や教科書が推奨する考察の構造

Ann Intern Med[1]	統一規定[2]	CONSORT[3], STROBE[4]	Lang TA[5]
Provide a brief synopsis of key findings, with particular emphasis on how the findings add to the body of pertinent knowledge.	Briefly summarize the main findings.	A brief synopsis of the key findings.	Briefly summarize the study and the main results in a paragraph or two.
Discuss possible mechanisms and explanations for the findings.	Explore possible mechanisms or explanations for these findings.	Consideration of possible mechanisms and explanations.	Interpret the results and suggest an explanation for them.
Compare study results with relevant findings from other published work. State literature search sources and methods that identified previous pertinent work. Use tables and figures to help summarize previous work when possible.	Compare and contrast the results with other relevant studies.	Comparison with relevant findings from other published studies (whenever possible including a systematic review combining the results of the current study with the results of all previous relevant studies).	Describe how the results compare with what else is known about the problem; review the literature and put the results in context.
			Suggest how the results might be generalized.
			Discuss the implication of the results.
Discuss the limitations of the present study and any methods used to minimize or compensate for those limitations.	State the limitations of the study.	Limitations of the present study (and methods used to minimise and compensate for those limitations).	Under separate subheading, describe the limitations of the study, their possible effects on the results, and, if possible, the step taken to minimize their effects.
Mention any crucial future research directions.	Explore the implications of the findings for future research and for clinical practice.	A brief section that summarises the clinical and research implications of the work, as appropriate.	Under separate subheading, list your conclusions.
Conclude with a brief section that summarizes in a straightforward and circumspect manner the clinical implications of the work.			

注：統一規定・CONSORT・STROBE は Ann Intern Med の投稿規定を引用して考察の構造を設定しているが，これらの指針の発表後に Ann Intern Med の投稿規定が改訂されている．このため，項目数と表現が若干異なっている．

略語：Ann Intern Med＝Annals of Internal Medicine, CONSORT＝Consolidated Standards of Reporting Trials, STROBE＝Strengthening the Reporting of Observational Studies in Epidemiology.

した疑問 research question や，研究の目的（または検証したい仮説）を記載したはずである。考察の重要な役割の一つは，緒言で示した疑問や問題に答えることであり[6]，結果の要約は緒言と結びつくようにすべきである。2番目の留意点は簡潔さである。ここに詳細なデータを記載すると，単なる「結果の繰り返し」となり，前のセクションと情報が重複してしまう。

　主要な結果を簡潔に要約した事例を以下に示す。この文章は，左心室が肥大した高血圧症患者を対象として，心血管イベントの発現防止に及ぼすロサルタンとアテノロールの効果を比較した臨床試験成績から引用したものである。ここでは，「心血管イベントに基づく死亡，脳卒中および心筋梗塞の発現防止にはアテノロールよりもロサルタンのほうが優れる」という主要な結果を1センテンスで要約しており，同時に，緒言の記載とも整合を図っている。参考までに，緒言の終盤部分の記載を示す。主要エンドポイントの表現が若干異なるものの，両者の記載はほぼ一致しており，緒言で提示した疑問に考察で答えるという形式がきちんと保たれている。

【主要な結果を要約した事例】

　Our results show that losartan, an angiotensin II type 1-receptor antagonist, was better than atenolol in reducing the frequency of the primary composite endpoint of cardiovascular death, stroke, and myocardial infarction[7].

【この論文の緒言の記載】

　LIFE is an investigator-initiated, double-masked, double-dummy, randomised comparison of the long-term effects of losartan with atenolol in patients with hypertension and LVH. The primary endpoint was cardiovascular morbidity and death, a composite endpoint of cardiovascular death, myocardial infarction, and stroke[7].

　注：LIFE は the Losartan Intervention For Endpoint reduction の略で，LVH は left ventricular hypertrophy の略である。

これに対して，以下のような記載は単なる結果の繰り返しにすぎない。考察に仮説検定の P 値や 95% 信頼区間を記載すること自体に問題はないが，ここでは，研究の目的に対する答え，すなわち著者の主張がわかるようにデータを示すべきである。通常，読者は結果を読んだ後に考察を読む。結果を読んだ後に知りたいのはそれに対する解釈であり，信頼区間の値を 2 度読みたいと思う読者は少数であろう（注：この文は論文の抄録から引用したもので，仮にこのような文が考察に記載されていたとしたら不適切であるという意味で示した。実際の考察にこの文が記載されているわけではない）。

【単なる結果の繰り返し】
　The primary composite endpoint occurred in 508 losartan (23.8 per 1000 patient-years) and 588 atenolol patients (27.9 per 1000 patient-years; relative risk 0.87, 95% CI 0.77-0.98, p=0.021)[7]．

　主要な結果を要約する場合は，数値を丸めたほうがよいこともある。記載例を以下に示す。この文章は，季節性インフルエンザに罹患した被験者を対象として，オセルタミビルとプラセボの有効性を比較した臨床試験の論文から引用したものである。下線部に注目していただきたい。この試験では，オセルタミビル群の被験者のほうがプラセボ群の患者よりもインフルエンザ罹病期間が短く，インフルエンザ症状が軽度で，日常の活動に復帰するまでの期間も短かった。しかし，著者はインフルエンザ罹病期間の平均値の差やその信頼区間といったデータではなく，「（症状発現後 36 時間以内にオセルタミビルを投与すると）インフルエンザ罹病期間が約 30% 短縮する」という知見を記載している。数学や物理学に関する研究とは異なり，医学研究では患者が多様であることやデータに誤差があることを前提にしており，「小数点以下 10 万桁まで値を示す」といった精度の追求を目的とした研究は少ない。したがって，「被験薬は対照薬よりも全生存期間を約 6 ヵ月延長した」といったように数値を丸めてよく，そうすることによって結果の医学的な意味が読者に伝わりやすくなる。

【数値を丸めて結果を要約した事例】

The results of this study indicate that the oral neuraminidase inhibitor oseltamivir is an effective treatment for acute influenza in adults. Treatment within 36 hours of symptom onset resulted in <u>approximately 30% reduction in illness duration, approximately 40% in illness severity, and by more than 2 days in the time to resumption of usual activities vs placebo</u>[8].

3番目の留意点は,「考察に第二の緒言を書かない」ということである[6]。たとえば,以下のような文章が第二の緒言に該当する。もしこの情報が重要なのであれば,著者はこの情報を緒言に記載すべきである。考察は原著論文の最後のセクションであり,ここまできてから,研究を開始した理由を説明するのは適切ではない。

【第二の緒言】

マルメサルタンは新たに開発されたアンジオテンシンⅡ受容体拮抗薬で,自然発症高血圧ラットを用いた薬理試験では0.1 mg以上の用量で降圧作用が認められた。また,心筋症ハムスターを用いた薬理試験では1 mg以上の用量で心肥大抑制作用が認められた。このような試験成績から,本薬は降圧効果だけでなく,心肥大の抑制効果も期待できると考え,今回,心肥大の認められる高血圧症患者を対象として有効性および安全性を検討した。

3. 考えられる機序の説明

主要な結果を要約したら,続いて,なぜそのような結果が得られたのか,考えられる機序を説明する。探索的な研究では,「どのような機序によってこのような結果が得られたのか」を考察することが重要で,この部分が考察の中心になるかもしれない。一方,事前に設定した仮説を検証する研究では,

緒言で仮説の設定根拠を説明しており，その際に考えられる機序を記載することも多い．こうした研究で仮説が検証できた場合，言い換えれば，予想通りの結果が得られた場合に，考えられる機序を考察に記載するのは冗長である．また，プラセボに対する優越性を検証する目的でランダム化比較試験を実施した場合は，「プラセボよりも優れる」というエビデンスが重要なのであって，被験薬がプラセボよりも優れる機序の考察には価値がないこともある．このため，検証的な研究では，主解析と副次的解析の結果の一貫性や，代替エンドポイントで認められた効果の臨床的意味などを記載することで差し支えない．

ただし，予想外の結果が得られた場合や，先行研究と異なる結果が得られた場合は，検証的な研究でも機序を考察したほうがよい．また，得られた結果に対して複数の解釈が可能な場合は，そうした解釈のなかから一つを採択し，他の解釈を棄却した根拠を丁寧に説明することが望ましい．著者の解釈に対する反論が予想される場合にも，反論に対する著者の見解をあらかじめ記載したほうがよく，そうすることによって査読時のコメントを減らすことができるかもしれない．

記載例を以下に示す．この文章は，心筋梗塞の既往がある患者に対するアスピリン単独療法，ワルファリン単独療法，アスピリンとワルファリンの併用療法の再発予防効果を評価したランダム化比較試験の論文から引用したものである．この試験では併用療法の心筋梗塞再発予防効果がもっとも優れていたが，他の試験では併用効果が明確ではなく，本試験の結果と乖離が認められた．その理由を考察したのがこの文章で，血液凝固能の指標である international normalized ratio（INR）の中央値が他の試験では 1.2 から 1.8 の範囲にあったことを根拠に，これまでの試験ではワルファリンの抗凝固作用が十分でなかったために併用効果が認められなかったのではないかと考察している．

【考えうる機序の記載例】
We also found that the combination of moderate-intensity warfarin and a

> low dose of aspirin was the most effective therapy for the prevention of events after myocardial infarction. The fact that the Coumadin Aspirin Reinfarction Study and the Combination Hemotherapy and Mortality Prevention study failed to demonstrate a beneficial effect of combining warfarin and aspirin is probably due to the insufficient level of anticoagulation, with a median INR of 1.2 and 1.8, respectively[9].

　もちろん，予想外の結果が得られた理由が明確でないこともある。そうした場合は，その旨を記載したうえで，可能な範囲で考察を試みればよい。以下の考察は，2型糖尿病患者を対象として強力な血糖降下療法が従来の血糖降下療法よりも心血管イベントを減少するかどうかを評価したランダム化比較試験の論文に記載されたものである。この試験では，計画時の予想に反して，「強力な血糖降下療法は従来の療法よりも死亡のリスクを増加する」という結果が得られた。その原因の考察に登場するのがこの文章で，これまでに実施した解析からは，死亡率が高かったことに対する明確な原因を同定できなかったことを記載している（注：著者はこの後に考えられる原因を列挙しており，決して原因の解明を断念しているわけではない）。

【予想外の結果に対する考察の限界】
> Analyses that we have performed to date have not identified any clear explanation for this higher mortality[10].

4. 関連する研究との比較

　ここでは，今回得られた結果を関連する研究の結果と比較する。検証的な研究では，ここが考察の中心になることが多い。すなわち，同じ主題を扱った先行研究の結果と今回の結果がほぼ同様なのか，それともどこか異なっているのか，異なっているとすれば，どこが異なっているのかを記載する。こ

こでの1番目の留意点は，関連する研究の論文を偏りなく網羅的に選ぶことである．解釈に都合のよい研究のみを選んで今回の研究と比較するのは適切でなく，著者自身が実施した過去の研究との比較に終始することも推奨できない．たとえば，以下のような考察を記載すると，雑誌の編集者や査読者は「これは関連する研究との比較ではなく，著者の業績の誇示である」と受け取るかもしれない．

【著者自身の研究との比較に終始した事例】
　本試験結果から，ラブミサルタンは本態性高血圧症患者の収縮期血圧および拡張期血圧を有意に低下することが示された．一方，我々が先に実施した肥満型糖尿病モデル動物を用いた非臨床試験では，本薬がperoxisome proliferator-activated receptor γ アゴニスト作用を有することを報告し，2型糖尿病患者を対象とした我々の先の臨床試験では，ラブミサルタンの投与によって患者の血糖値が低下することも報告している．さらに，我々は高コレステロール血症患者を対象とした臨床試験も実施しており……．

こうした誤りを防ぐためには，系統的に文献を検索することが必要である．Ann Intern Med の投稿規定では，文献の検索に用いたデータベースと検索方法を示し，可能であれば，先行研究の結果を図表にまとめることを推奨している[1]．この雑誌に掲載された論文の記載例を以下に示す．この文章は，禁煙が2型糖尿病のリスクに及ぼす影響を調査したコホート研究の報告から引用したもので，下線部には，①MEDLINE を用いて 2009年1月までに公表された英語の論文を検索したこと，②検索には「diabetes」と「cessation」というキーワードを用いたことが記載されている．このようにすれば，著者が系統的レビューを実施したことが明確になるとともに，読者が文献比較の網羅性と公平性を確認することも可能になる．

【文献の検索方法の記載例】
　After searching MEDLINE for all pertinent literature published in English until January 2009 using the keywords "diabetes" and "cessation," we found few studies that investigated smoking cessation and changes in metabolic profiles[11].

　2番目の留意点は，関連する研究に言及する際には，デザインと結果の両方を簡潔に要約するということである。以下に適切でない事例を示す。この例では76.2%，75.5%，71.4%といった改善割合とそれぞれの分子・分母を列挙しているが，このようにデータを長々と記載すると，何を言いたいためにデータを示しているのかが曖昧になる。関連する研究の結果を要約するのは，今回の結果との一致点・不一致点を示すためであり，結果の要約自体が目的なのではない。また，「○○による検討」といった表現では，これらのデータが観察研究と臨床試験のどちらから得られたのかがわからないため，今回の研究との比較可能性を評価することができない。

【過去の研究結果の適切でない要約】
　Bondsによる検討では，○○症患者にナカトミビル20 mg/日を5日間投与したときの○○症状改善割合は76.2%（762/1000）であった（文献x）。Aaronも同様の検討をしており，○○症患者にナカトミビル20 mg/日を5日間投与したときの○○症状改善割合は75.5%（755/1000）と報告している（文献y）。さらに，Ruthも同様の検討をしており，ナカトミビル20 mg/日を5日間投与したときの○○症状改善割合は71.4%（357/500）と報告している（文献z）。一方，今回の我々の検討では，ナカトミビル（20 mg/日，5日間投与）群の○○症状改善割合は60%（60/100）であった。このような乖離が認められた原因は……。

　引用した研究の出典を参考文献Referencesに記載すれば，読者は必要に応

じて文献を入手し，自分自身で詳細なデータを確認することが可能になる。したがって，関連する研究の結果は以下の下線部のように要約して差し支えない。このようにすれば，何と何を比較したいのかが明確になるうえに，節約できた文字数を解釈の記載に回すことができる。

【過去の研究結果の適切な要約】
　○○患者にナカトミビル 20 mg/日を 5 日間投与したときの有効性は 3 つのオープンラベル試験で評価され，○○症状改善割合は 75% 前後と報告されている（文献 x–z）。一方，本試験のナカトミビル群の○○症状改善割合は 60% であり，これまでに報告された値よりも 10% 以上低かった。本試験の 1 日用量および投与期間はこれら 3 試験と同一であったにもかかわらず，このような乖離が生じたのは試験デザインの違いが原因と考える。すなわち，本試験では二重盲検法を採用したために改善割合が低下したものと推定する。こうしたデザインの違いに基づく改善割合の差はこれまでにも報告されており……。

　関連する研究の結果と今回の結果を比較した事例を以下に示す。これは，クロザピンのみでは症状が改善しない統合失調症患者を対象として，リスペリドンの上乗せ効果を評価したランダム化比較試験の論文から引用したものである。この試験では，クロザピンにリスペリドンを上乗せした群とプラセボを上乗せした群との間で症状スコアの変化量に統計学的有意差がなく，リスペリドンの上乗せ効果を確認することはできなかった。しかし，過去の臨床試験のなかには同様の結果を示したものとそうでないものとがあったため，その原因を考察したのがこの部分である。引用した文章では，同様の結果が得られた試験では反復測定データのすべてを解析に用いたのに対して，異なった結果が得られた試験では反復測定データの一部を解析に用いており，解析方法の違いが原因で結果が異なった可能性を記載している（注：これ以降も詳細な考察が続いているが，ここでは省略した）。

> **【関連する研究との比較結果を記載した事例】**
> The present results are most consistent with those of a smaller study that reported an advantage of placebo over risperidone for augmentation of clozapine treatment. Both studies used a method of data analysis that included all time points sampled. Another study reported an advantage of risperidone augmentation; this study analyzed only data taken at baseline and at the midpoint and end point of the study, even though the patients had been assessed more frequently[12].

3番目の留意点は,結果にないデータを考察に示さないということである。たとえば,ある論文では,医薬品Dを○○症患者に投与したときのアウトカムXの変化を報告し,方法には,患者の選択基準・除外基準,Dの投与方法,Xの測定方法,結果には,患者背景,D投与前後のXの変化量を記載していた。しかし,この論文の考察ではD投与前後の変化量と「当院のコントロールデータ」との比較に重点を置き,Dを投与したときの変化量がコントロールデータよりも有意に大きかったことから,「Dは有効な○○症治療薬である」と結論していた。こうした考察は適切とはいえない。なぜならば,コントロールデータの収集方法が論文に記載されていないため,比較の妥当性を読者が判断できないからである。もし既存対照との比較に主眼を置くのであれば,上記の情報に加えて,方法には既存対照とした集団の選択基準・除外基準とデータの収集方法,結果には既存対照群の患者背景とXの変化量を示すべきである。

5. 研究の限界

すべての研究には,何らかの限界 limitation がある。限界のない研究は存在しないといってよい。研究の限界に言及しない論文を目にすることもあるが,「限界に言及すると,実施した研究の弱点を暴露することになり,論文の審査に不利に働く」というわけではない。事実はむしろ逆で,研究の限界を記載

すれば，雑誌の編集者や査読者は「この研究者は正直で，かつ慎重さもかねそなえている」と好意的に解釈するであろう[5]。最近では，抄録にも限界の記載が要求されるようになり[1]，抄録に限界を記載する場合は，必然的に本文にも限界を記載しなければならない。研究の限界を記載する場合は，バイアスが生じた可能性，精度低下を招いた可能性，結果の一般化可能性などを考慮する必要があり，これらについては本章の第7項「全般的な留意点」で解説する。

　研究の限界に言及した事例を以下に示す。これは，低用量アスピリンの投与によって消化性潰瘍が生じた患者を対象としたランダム化比較試験の論文から引用したもので，アスピリンの投与を中止した場合と継続した場合とで主要なアウトカム（潰瘍の再発）と副次的なアウトカム（死亡）を比較したものである。ここでは，被験者数が少なかったために，当初ターゲットとした「高齢で合併症のある患者」からは同意が取得できなかったことを記載し，そのことが結果に及ぼした影響を考察している。最後の一文が著者の見解で，試験に参加した156名の患者の状態がかなり悪かったことを記載している。すなわち，意図した集団は組み入れられなかったものの，重症の患者を組み入れたことから，アスピリンが潰瘍に及ぼす影響は評価可能であったと反論しているのである。このように，研究の限界を示した後に，それに対する著者の見解を記載するのが一般的な書き方である。

【研究の限界に言及した事例】
　Our study has several limitations. First, the sample size of 156 patients is relatively small. The patients we targeted were older and often had several comorbid conditions, and many were unable or unwilling to give informed consent for the study. However, the 156 patients who we recruited represented this critically ill group, as indicated by their age and American Society of Anesthesiology grade……[13]．

　なお，文章が長いため，ここでは引用しないが，オセルタミビルとプラセ

ボとのランダム化比較試験の論文では，限界として考えられる要因を1つずつあげ，それらに対する著者の見解を示した後に結論を記載している[8]。この考察は，研究の限界から結論への移行を学ぶうえでよい見本となっているので，ご興味のある方は，the Journal of American Medical Association のウェブサイト（http://jama.ama-assn.org/）から論文をダウンロードしていただきたい。

6. 得られた結果の意味と著者の結論

考察の最後では，研究で得られた結果の医学的な意味合いを述べ，著者の結論を記載する。その際，さらに研究が必要であれば，追加すべき研究の内容を示す。ただし，追加研究の不要な研究はないと言ってもよく，「さらなる研究が必要である（further study is needed）」といった定型文を記載しただけでは，追加研究を特定したことにはならない。追加研究に言及する場合は，今回の研究の限界を考慮したうえで，追加すべき研究の種類やデザインなどを具体的に記載する。このため，追加すべき研究の内容は，研究の限界とまとめたほうがよいこともある。以下の例は，①結論，②研究の限界，③追加研究の種類をまとめて記載したものである。

> **【追加すべき研究を記載した事例】**
> 　本試験結果から，転移性乳がん患者に薬剤Aを投与したときの全生存期間は薬剤Bを投与したときよりも統計学的に有意に長いことが検証されるとともに，A投与時に発現する有害事象のほとんどは管理可能であることが示された。したがって，Aは転移性乳がんの標準治療になりうる薬剤と判断した。しかし，術後補助療法としてAを用いた場合の有効性および安全性を本試験結果から推測することは困難である。このため，今後は手術後の乳がん患者を対象としたランダム化比較試験を実施することが必要で，その際の対照薬は現在の標準治療であるCが適切と考える。

7. 全般的な留意点

　考察を記載する際には、①バイアスや精度低下を招いた可能性がある要因を列挙し、②研究結果の一般化可能性を考慮に入れ、③治療がもたらす利益 benefit と害 harm を秤にかけることが必要である[3]。以下では、これらを順に解説する。

(1) バイアス，精度低下

　バイアスは系統的な誤差のことで、バイアスが生じれば、得られた結果は真実を反映していないかもしれない。たとえば、本当は新薬の有効性は標準薬よりも劣るのに、誤って「新薬は標準薬よりも優れる」と結論してしまうかもしれない。バイアスは研究の計画時や実施時に生じることが多く、臨床試験ではランダム化と盲検化を用いることによってこれらのバイアスを最小化する。したがって、ランダム化二重盲検試験の成績を報告する場合は、データ収集後に生じる可能性のあるバイアス（例：試験を中止した患者の割合の不均衡、欠測値や外れ値が結論に及ぼす影響、解析の多重性など）を中心に考察すればよい。通常、こうした考察は限界として記載する。

　一方、医療に介入しない観察研究ではランダム化や盲検化を用いることができないため、研究の全過程を通してバイアスが生じた可能性を慎重に吟味することが必要である。もちろん、こうした考察は研究の限界として記載してもよいが、慎重に吟味するとかなりの分量になることから、考察のなかに「potential sources of bias」といったサブセクションを設け、可能性のあるバイアスをリストアップするのが最近の流れである。なお、観察研究で生じる可能性のあるバイアスについては、専門書[4,14-16]を参照していただきたい。

　精度は、偶然の誤差が大きい場合に低下する。偶然の誤差を大きくする要因には、患者の多様性（被験者間変動）、アウトカムの被験者内変動（例：日内変動）、アウトカムの測定誤差、被験者数の少なさといったものがあり、これらの多くは研究の計画段階や実施段階で管理することが可能である。偶然の誤差には「被験治療に有利に働く」「対照治療に有利に働く」といった方向性はないが、信頼区間の幅を広くし、一定の結論を導けなくする恐れがある。

ただし，回帰分析を実施する場合には，偶然の誤差がバイアスを生む可能性がある。具体的には，変数 X の変動が大きかったり，測定誤差が大きかったりすると，回帰直線の傾きの推定値は真の値から離れ，系統的に 0 に近づく。これは回帰の希釈バイアス regression-dilution bias[4,16]と呼ばれる現象で，回帰直線の傾きの推定値が結論に影響を及ぼす場合は注意が必要である。

最後に，臨床試験と観察研究のいずれでも，多数の仮説検定を実施した場合は，第 1 種の過誤（本当は差がないのに，差ありと結論する誤り）の増加に注意する。たとえば，副次評価項目やサブグループ解析で認められた統計学的有意差の意味は慎重に解釈すべきで，研究の限界として考察するのが一般的である。なお，サブグループ解析は結果の一貫性を評価するために実施するものであって，どのサブグループで統計学的有意差が認められたかのみを記載するのは適切でない。

(2) 一般化可能性

一般化可能性とは，得られた結果をどこまで広い患者集団，どこまで広い治療の使用環境にまで信頼をもって一般化（適用）できるかといったことで，一般化可能性を考える際には，被験者が受診した医療機関の種類，研究の実施期間，対象とした被験者集団，試験治療の用法・用量，併用療法の有無，アウトカムの評価方法などを考慮する。たとえば，3 次医療機関で評価した医薬品の有効性を開業医が用いる環境にも一般化できるであろうか，といったことを考慮する。とくに重要なのは，対象とした集団を考慮することで，たとえば，2 型糖尿病患者を対象とした臨床試験の結果から「本剤は有効な糖尿病治療薬である」といったように結論するのは推奨できない。なぜならば，この試験には 1 型糖尿病患者が含まれていないからで，もし 2 型糖尿病患者から得られた結果を 1 型糖尿病患者にも一般化できると考えるのであれば，その根拠を説明すべきである。

注意していただきたいのは，厳格に管理された環境下で治療の有効性 efficacy[17]を評価した臨床試験の結果を一般化する際には慎重な考察が必要だということである。これに対して，実際の医療環境下で治療の効果 effectiveness[17]を評価した臨床試験の結果は比較的一般化しやすい。日本で

は，新医薬品の承認申請を目的とした治験が臨床試験のほとんどを占めてきたため，実践的な臨床試験 pragmatic clinical trial[18]の概念が十分に普及しておらず，「基準を厳格に設定したものがよい臨床試験」と受け取られることがある。しかし，厳格に管理した状況で実施した臨床試験が常に優れるわけではなく，結果の一般化可能性を考えた場合には，選択基準・除外基準・併用薬に関する規定などを緩やかにしたほうがよいこともある。

実践的な臨床試験の記載例を以下に示す。これは，統合失調症患者を対象として，抗精神病薬をどの程度の期間投与できるかを評価したランダム化比較試験の論文から引用したものである。この試験では，選択基準，除外基準，合併症・併用薬に関する規定を緩やかにし，実際の医療現場で抗精神病薬を使用するのとほぼ同じ環境で各種の抗精神病薬の投与期間を比較した。このため，記載例では試験結果を一般化しやすいことを述べている。

【一般化可能性に言及した事例】

We used broad inclusion and minimal exclusion criteria and allowed the enrollment of patients with coexisting conditions and those who were taking other medications. The study was conducted in a variety of clinical settings in which people with schizophrenia are treated. These "real-world" features of the study, which were intended to make the results widely applicable, may account for the differences in results between this and previous studies comparing first- and second-generation antipsychotic agents[19].

(3) 利益と害を秤にかける

医薬品に関する研究では，利益と害の両者を考慮して結論を記載することが必要である。先に引用した低用量アスピリンのランダム化比較試験の論文の結論を以下に示す。ここでは，低用量アスピリンの投与を継続した場合の出血リスクと抗血小板作用による死亡率減少とを秤にかけ，「出血性潰瘍のある心血管疾患患者では，プロトンポンプ阻害薬を併用したうえで早期のアスピリン投与再開を考慮すべきである」と結論している。

【利益と害を考慮に入れた結論】

In conclusion, among patients with peptic ulcer bleeding who received low-dose aspirin, continuous aspirin therapy may increase the risk for recurrent bleeding. However, antiplatelet agents potentially reduce overall mortality. Early resumption of low-dose aspirin therapy with proton-pump inhibitors in patients with bleeding ulcers and cardiovascular diseases should be considered[13].

医薬品の臨床試験の論文では「安全性に問題なし」という結論が記載されることがあるが,「安全性に問題のない医薬品」はこの世に存在しないといってもよい。多くの医薬品は生体にとって異物であり,利益をもたらすと同時に害ももたらす。重要なのは利益が害を上回るかどうかで,「安全性に問題なし」と結論すると,本来必要な分析がおろそかになる恐れがある。なぜならば,「リスクが存在する」という前提に立たないとリスクを分析できないからで,「安全性に問題なし＝リスクなし」と結論すると,重要なリスク因子（投与量,併用薬,年齢,合併症など）を特定できなくなるかもしれない。

医薬品の安全性に言及しながら結論を記載した事例を以下に示す。下線部では,ベバシズマブには効果があり,有害事象のプロファイルも許容できると記載しており,「Treatment with drug X is effective and safe for patients with ……」といった表現は用いていない。なお,この論文では有害事象の解析結果を表で示しており,根拠（データ）を示したうえで結論を導いていることを付記する。

【安全性に関する適切な結論】

In summary, our trial shows that bevacizumab administered in a six weekly variable retreatment regimen by intravitreous injection for neovascular AMD was superior in efficacy to the standard care available at the start of the trial. （中略） The 54 week results showed that bevacizumab is

> effective with an acceptable adverse event profile in the treatment of all angiographic subtypes of choroidal neovascularisation secondary to AMD[20].
> 注：AMD は age related macular degeneration の略である。

なお,「忍容性」と「安全性」は区別して用いるべきである[21]。忍容性は,患者がその治療にどれだけ耐えられるかを示すもので,有害事象のために治療を中止した患者の割合や,治療中止を必要とした有害事象の内容から評価する。一方,安全性は,その治療が患者にどれだけリスクをもたらすかを示すもので,有害事象の種類・程度・発現割合,臨床検査値やバイタルサインなどの変化から総合的に評価する。「被験薬群の主な有害事象は下痢および頭痛で,対照薬群と発現割合がほぼ同程度であったことから,被験薬の忍容性は良好と判断した」といった記載を目にすることもあるが,こうした記載は安全性と忍容性を混同したものである。

以上,考察を記載する際の留意点を解説した。考察では単なる結果の繰り返しを避け,解釈や結論を記載することが必要である。そして,解釈や結論を記載する場合には,著者の見解や主張がデータに裏付けられているかどうかを確認することが必要である。このためには,データと見解・主張との対比表を作成することが有用かもしれない。実際,医薬品の承認審査ではこうした対比表の提示が推奨されており[22],医学論文の作成に応用してみることも一案である。

参考文献

1) Annals of Internal Medicine. Information for authors.（http://www.annals.org/から入手可能,アクセス日 2011 年 10 月 1 日）
2) International Committee of Medical Journal Editors. Uniform requirements for manuscripts submitted to biomedical journals：writing and editing for biomedical publication. Updated April 2010.（http://www.icmje.org/から入手可能,アクセス日 2011 年 10 月 1 日）

3) Moher D, Hopewell S, Schulz KF, Montori V, Gøtzsche PC, Devereaux PJ, et al. CONSORT 2010 Explanation and Elaboration：updated guidelines for reporting parallel group randomised trials. J Clin Epidemiol 2010；63：e1-37.
4) Vandenbroucke JP, von Elm E, Altman DG, Gøtzsche PC, Mulrow CD, Pocock SJ, et al. Strengthening the Reporting of Observational Studies in Epidemiology（STROBE）：explanation and elaboration. Ann Intern Med 2007；147：W163-94.
5) Lang TA. How to write, publish, and present in the health sciences：a guide for clinicians and laboratory researchers. Philadelphia（PA）：American College of Physicians；2009.
6) Zeiger M. Essentials of writing biomedical research papers. 2nd ed. New York（NY）：McGraw-Hill；2000.
7) Dahlöf B, Devereux RB, Kjeldsen SE, Julius S, Beevers G, de Faire U, et al. Cardiovascular morbidity and mortality in the Losartan Intervention For Endpoint reduction in hypertension study（LIFE）：a randomised trial against atenolol. Lancet 2002；359：995-1003.
8) Treanor JJ, Hayden FG, Vrooman PS, Barbarash R, Bettis R, Riff D, et al. Efficacy and safety of the oral neuraminidase inhibitor oseltamivir in treating acute influenza：a randomized controlled trial. JAMA 2000；283：1016-24.
9) Hurlen M, Abdelnoor M, Smith P, Erikssen J, Arnesen H. Warfarin, aspirin, or both after myocardial infarction. N Engl J Med 2002；347：969-74.
10) The Action to Control Cardiovascular Risk in Diabetes Study Group. Effects of intensive glucose lowering in type 2 diabetes. N Engl J Med 2008；358：2545-59.
11) Yeh HC, Duncan BB, Schmidt MI, Wang NY, Brancati FL. Smoking, smoking cessation, and risk for type 2 diabetes mellitus：a cohort study. Ann Intern Med 2010；152：10-7.
12) Honer WG, Thornton AE, Chen EY, Chan RC, Wong JO, Bergmann A, et al. Clozapine alone versus clozapine and risperidone with refractory schizophrenia. N Engl J Med 2006；354：472-82.
13) Sung JJ, Lau JY, Ching JY, Wu JC, Lee YT, Chiu PW, et al. Continuation of low-dose aspirin therapy in peptic ulcer bleeding：a randomized trial. Ann Intern Med 2010；152：1-9.
14) Hulley SB, Cummings SR, Browner WS, Grady D, Newman, TB. Designing clinical research. 3rd ed. Philadelphia（PA）：Williams & Wilkins；2007.［木原雅子，木原正博訳．医学的研究のデザイン：研究の質を高める疫学的アプローチ．第3版．メディカルサイエンスインターナショナル；2009.］
15) Rothman KJ. Epidemiology：an introduction. New York（NY）：Oxford University Press；2002.［矢野栄二，橋本英樹監訳．ロスマンの疫学：科学的思考への誘い．篠原出版新社；2004.］
16) Lang TA, Secic M. How to report statistics in medicine：annotated guidelines for authors, editors, and reviewers. 2nd ed. Philadelphia（PA）：American College of Physicians；2006.［大橋靖雄，林健一監訳．わかりやすい医学統計の報告：医学論文作成のためのガイドライン．中山書店；2011.］

17) Iverson C, Christiansen S, Flanagin A, Fontanarosa PB, Glass RM, Gregoline B, et al. AMA manual of style：a guide for authors and editors. 10th ed. New York（NY）：Oxford University Press ; 2007.
18) Zwarenstein M, Treweek S, Gagnier JJ, Altman DG, Tunis S, Haynes B, et al. Improving the reporting of pragmatic trials：an extension of the CONSORT statement. BMJ 2008 ; 337：a2390. doi：10.1136/bmj.a2390.
19) Lieberman JA, Stroup TS, McEvoy JP, Swartz MS, Rosenheck RA, Perkins DO, et al. Effectiveness of antipsychotic drugs in patients with chronic schizophrenia. N Engl J Med 2005 ; 353：1209-23.
20) Tufail A, Patel PJ, Egan C, Hykin P, da Cruz L, Gregor Z, et al. Bevacizumab for neovascular age related macular degeneration（ABC Trial）：multicentre randomised double masked study. BMJ 2010 ; 340：c2459. doi：10.1136/bmj.c2459.
21) International Conference on Harmonization of Technical Requirements for Registration of Pharmaceuticals for Human Use. ICH Harmonized Tripartite Guideline：Statistical principles for clinical trials. February 1998.（http://www.ich.org/から入手可能，アクセス日 2011 年 10 月 1 日）
22) U. S. Food and Drug Administration Center for Drug Evaluation and Research. Guidance for industry and review staff：target product profile—a strategic development process tool. Draft guidance issued on March 2007.（http://www.fda.gov/Drugs/GuidanceComplianceRegulatoryInformation/Guidances/default.htm から入手可能，アクセス日 2011 年 10 月 1 日）

第 7 章 抄録の書き方

1. はじめに

　抄録 Abstract は，論文の内容を要約するセクションである。抄録は論文のなかでもっとも短いセクションで，邦文誌では 200〜600 文字，英文誌では 200〜300 単語で記載することが多い。このように文字数や単語数は少ないが，抄録は論文のなかでもっとも重要なセクションである。なぜならば，論文が雑誌に掲載されるかどうかは抄録の内容によって決定することがあるからである。たとえば，国際的に評価の高い医学雑誌の編集者は，投稿されてきた論文すべてを読む余裕がないため，抄録を読んだだけで査読に回すかどうかを判断することがあり[1]，本文（緒言・方法・結果・考察）を読まずに論文が却下されるという事態も起こりうる。さらに，論文が掲載された後でも，多くの読者は抄録を読むことによって本文を読む必要があるかどうかを判断する。こうした現状を踏まえて，適切な抄録を書くための留意点を整理してみたい。

2. 抄録を作成する時期

　論文を投稿する場合，抄録は緒言の前に配置するのが一般的である。しかし，投稿時の配置順に従って論文の各セクションを作成しなければならないというルールは存在しない。抄録に記載された内容は本文の内容と正確に一致することが要求されており[2]，本文を完成した後に，本文を見ながら抄録を作成するか，本文をコピー＆ペーストすることによって抄録を作成すれば，本文にない内容や本文と異なる内容を記載するという誤りを犯さなくてすむ。このため，通常は本文の推敲を完了した後に抄録を作成したほうがよい[3]。
　ただし，抄録の素案を作成すると，本文の構成を決めやすくなることがあ

る[4]｡研究の種類によっては，本文をどのように構成すればよいか悩むこともあり，予備的な抄録を作成して著者自身の考えを整理するのは1つの方法である．この場合には，本文の推敲完了後に抄録の内容を点検して，本文との間に不一致がないように改訂することが必要である．

3. 抄録の種類

抄録には，indicative abstract と informative abstract がある[3,4]｡Indicative abstract とは，論文にどのようなことが記載されているのかをほのめかす抄録のことである．以下に事例を示す．この例では，国内外の臨床試験結果を比較した背景を説明しているだけで，実際の比較結果はまったく記載していない．すなわち，本文の内容を暗示するだけで，具体的な情報は提示していない．これが indicative abstract で，長文の総説を投稿する場合，限られた文字数や単語数で本文を要約するのが困難であれば，こうした抄録を作成することがある．しかし，原著論文を投稿する場合には，indicative abstract でなく，次に示す informative abstract を作成するほうが望ましい．

【Indicative abstract の事例】
　早期乳がんの手術後の予後は良好であるが，手術時点で微小転移が生じている可能性もあり，手術後は補助療法を施行するのが一般的である．閉経後ホルモン感受性乳がんの術後補助療法では，抗エストロゲン薬やアロマターゼ阻害薬が広く用いられており，国外では抗エストロゲン薬とアロマターゼ阻害薬とのランダム化比較試験が多数実施されている．近年，国内でも同様のランダム化比較試験が実施され，その結果も明らかになってきたことから，本稿では国内外の試験結果を比較し，日本人の乳がん患者に抗エストロゲン薬やアロマターゼ阻害薬を投与する際の留意点を整理する．

Informative abstract とは，本文中の情報を具体的に記載した抄録のことであ

る。以下に事例を示す。この例では，実施した臨床試験の方法や結果が記載されており，本文を読まなくても概要を理解することができる。原著論文ではこのような informative abstract を作成すべきで，研究の背景と目的，研究方法の概要，主要な結果と結論を要約することが必要である[2]。さらに，最近では研究の出資者の記載も要求されるようになっている[2]。

> **【Informative abstract の事例】**
> カリオストロゾールの有効性がマモキシフェンよりも優れることを検証する目的でランダム化比較試験を実施した。対象は組織学的に乳がんと診断された閉経後の女性で，原発乳がんの手術後にカリオストロゾール 1 mg/日またはマモキシフェン 20 mg/日がランダムに割当てられた。投与期間は 5 年間とし，主要評価項目は無病生存期間と定義した。本試験には 702 名（カリオストロゾール群 352 名，マモキシフェン群 350 名）が組み入れられ，試験薬を一度でも服用した 700 名（カリオストロゾール群 350 名，マモキシフェン群 350 名）が解析に採用された。追跡期間の中央値は 54 ヵ月（範囲 12〜60 ヵ月）で，死亡・局所再発・2 次がんはカリオストロゾール群 39 名，マモキシフェン群 63 名に認められた。この結果，無病生存期間はカリオストロゾール群が有意に長く（ハザード比 0.57, 95%信頼区間 0.38〜0.85, $P=0.005$），カリオストロゾールの有効性はマモキシフェンよりも優れることが検証された。

4. 非構造化抄録と構造化抄録

(1) 非構造化抄録

非構造化抄録 unstructured abstract は，「抄録」という見出しの下にサブセクションを設けることなく文章を記載するものである。非構造化抄録を作成する際の留意点は，緒言・方法・結果・考察をバランスよく要約するということである。適切でない事例を以下に示す。この抄録には統計学的に有意となった解析結果が多数記載されており，一見すると，素晴らしい研究が実施され

たかのように思われる。しかし，この研究は薬剤の有効性を評価する目的で実施したものなのであろうか，それとも新たな測定手法が有用かどうかを評価する目的で実施したものなのであろうか。また，これは観察研究なのであろうか，それとも臨床試験なのであろうか。これらが記載されていないため，この抄録から研究結果の医学的な意味を評価することは難しい。目的やデザインがわからなければ，結果を評価することはできない。したがって，単に統計学的有意差のみを強調するのは無意味である。

【適切でない抄録 1】
　新しく開発された測定手法 A を用いて，○○患者に対する薬剤 B と C の有効性を比較した。変数 D では 2 群間に有意差が認められた（$P<0.001$）。変数 E でも 2 群間に有意差が認められた（$P<0.001$）。さらに，新たな手法 A を用いて測定した変数 D と，従来の手法 F で測定した変数 D との間には統計学的に有意な相関が認められた（$P<0.001$）。以上から，薬剤 B の有効性は C よりも優れるとともに，新たな手法 A は○○患者の重症度を判定するうえで有用と考えられた。

　適切でない事例をもう 1 つ示す。この抄録では A と B の二重盲検比較試験を実施した背景を詳しく説明しており，背景の説明時には薬理試験結果にまで言及している。一方，肝心の比較試験の方法や結果は十分に記載しておらず，A と B の投与量・投与経路・投与期間，○○症状スコアの測定方法，具体的なスコアの変化量がわからない。こうした「緒言が長すぎる抄録」は indicative abstract の一種ということもでき，方法や結果に関する情報をもう少し盛り込むべきである。

【適切でない抄録 2】
　現在，○○症患者の治療ではいくつかの薬剤が使用されているが，これらの有効性は不十分で，新たな治療薬が望まれている。A は XYZ 株式

表1 主要な医学雑誌の原著論文の抄録

雑誌名	New Engl J Med	the Lancet	JAMA
構造	・Background ・Methods ・Results ・Conclusions	・Background ・Methods ・Findings ・Interpretation ・Funding	・Context ・Objective ・Design, Setting, and Patients (or Participants) ・Interventions* ・Main Outcome Measures ・Results ・Conclusions
単語数	250単語以内	300単語以内	300単語以内
備考		ランダム化比較試験の場合は，CONSORTの抄録に関する指針に従う	

*介入がある場合にのみ記載する。
略語：New Engl J Med＝the New England Journal of Medicine, JAMA＝the Journal of American Medical Association, BMJ＝British Medical Journal, Ann Intern Med＝Annals of Internal Medicine, CONSORT＝Consolidated Standards of Reporting Trials, PRISMA＝Preferred Reporting Items for Systematic reviews and Meta-Analyses.

> 会社が新たに開発した○○症治療薬で，ラットおよびイヌを用いた薬理試験では○○機能を改善することが確認されている。こうした経緯に基づいて，今回○○症患者を対象として，新薬Aと標準薬Bとの二重盲検比較試験を実施した。その結果，○○スコアの変化量では2群間に統計学的有意差が認められた（$P<0.001$）。以上から，Aの有効性はBよりも優れると判断した。

限られた文字数や単語数で研究の重要性を主張しようとすると，研究の結果や背景を強調することになりがちである。しかし，抄録は，緒言・方法・

BMJ	Ann Intern Med
・Objectives ・Design ・Setting ・Participants ・Interventions* ・Main Outcome Measures ・Results ・Conclusions	・Background ・Objective ・Design ・Setting ・Patients ・Intervention* ・Measurements ・Results ・Limitations ・Conclusions
250〜300単語 CONSORTやPRISMAの抄録形式に従う場合は400単語以内	275単語以内
臨床試験の場合は登録番号を末尾に記載	臨床試験の場合は登録番号を末尾に記載

結果・考察の要約である。したがって,適切な抄録を作成するためには,これら4セクションの情報をすべて盛り込むことが必要で,とくに方法を適切に要約することがよい抄録を作成するカギとなる。

(2) 構造化抄録

構造化抄録 structured abstract は,「抄録」という見出しの下にサブセクションを設けて文章を記載するものである。構造化抄録は,読者が研究結果の妥当性と一般化可能性を判定しやすく,批判的吟味にも向くため,情報を伝達するという観点からは非構造化抄録よりも優れている[5]。このため,原著論文の投稿時には構造化抄録を提出するのが一般的である。

主要な医学雑誌の抄録の構造を**表 1** に示す。臨床試験の登録番号や出資者といった情報を除くと，サブセクションの数は 4 つのものと 5 つ以上のものとに大別される。このうち，サブセクションを 4 つに分ける抄録では，通常，すべてのサブセクションを完全なセンテンスで記載する。一方，サブセクションを 5 つ以上に分ける抄録では，以下の記載例のように，一部のサブセクションをフレーズで記載することが認められている（注：こうした抄録でも，背景・結果・結論に該当するサブセクションは，完全なセンテンスで記載することが多い）。

なお，この例では COPD という略語が用いられているが，抄録のなかでこの用語が初めて登場するのは背景 Background というサブセクションで，そこでは「chronic obstructive pulmonary disease（COPD）」という形式で正式名称が記載されている。抄録は本文から独立してさまざまなメディア（例：PubMed）に掲載されることがあるため，抄録で略語を使用する場合は，抄録中での初出時に正式名称を記載するのが適切な表記方法である。

【フレーズ形式での記載例】

Objective：To determine whether combining tiotropium with salmeterol or fluticasone-salmeterol improves clinical outcomes in adults with moderate to severe COPD compared with tiotropium alone.

Design：Randomized, double-blind, placebo-controlled trial conducted from October 2003 to January 2006.

Setting：27 academic and community medical centers in Canada.

Patients：449 patients with moderate or severe COPD[6].

構造化抄録は 250〜300 単語で記載することが多く，2008 年に Consolidated Standards of Reporting Trials（CONSORT）グループが雑誌および学会発表の抄録に関する指針[7]を発表してからは，この指針に従うことを条件に 300 単語まで認める雑誌が増えている。以下では，CONSORT の要求を踏まえたう

えでサブセクションごとの留意点を解説する。なお，ここではサブセクションを4つに分けた場合を想定するが，サブセクションを5つ以上に分ける場合や非構造化抄録を作成する場合でも，留意点は同様である。

5. サブセクションごとの留意点

(1) 背景

　単語数が許す限り，ここには研究の背景と目的を記載することが望ましい。記載例を以下に示す。これは2型糖尿病患者を対象として強力な血糖降下療法が従来の血糖降下療法よりも心血管イベントを減少するかどうかを評価したランダム化比較試験の抄録から引用したものである。ここでは，「疫学研究では2型糖尿病患者の糖化ヘモグロビンの値と心血管イベント発現が関連することが判明している」という背景を記載するとともに，ランダム化比較試験はまだ実施されていないことを暗示している。続いて，「強力な血糖降下療法が2型糖尿病患者の心血管イベントを減少するかどうかを調査する」という目的を記載し，「investigate whether～」という疑問形で叙述することによって，主要な仮説もわかるようにしている。

【背景の記載例1】
　Epidemiologic studies have shown a relationship between glycated hemoglobin levels and cardiovascular events in patients with type 2 diabetes. We investigated whether intensive therapy to target normal glycated hemoglobin levels would reduce cardiovascular events in patients with type 2 diabetes who had either established cardiovascular disease or additional cardiovascular risk factors[8].

　ただし，単語数の制約から，背景と目的の両方は記載できないこともある。この場合は，研究で解明しようとした問題を示すことによって，研究の目的がわかるようにする。記載例を以下に示す。これは，治療抵抗性の統合失調

症患者を対象として，クロザピン単独投与とクロザピン＋リスペリドン併用投与との有効性および安全性を比較したランダム化比較試験の抄録から引用したものである。ここでは，統合失調症の治療には抗精神病薬の併用療法がよく用いられるにもかかわらず，その利益やリスクが臨床試験では検証されていないことを問題として挙げている。このように記載すれば，「併用療法の利益とリスクを評価する」という目的がおのずと明らかになり，目的の記載を省略して方法に移行することが可能になる。

【背景の記載例 2】

The treatment of schizophrenia with multiple antipsychotic drugs is common, but the benefits and risks are not known[9].

(2) 方法

ここでは，最初に研究デザインを明確にする。研究デザインを記載する際には，研究の実施時期とデータを収集した医療機関の種類も示すことが望ましい。記載例を以下に示す。下線部①がこれらの情報に該当する部分で，10 ヵ国の 1 次および 2 次医療機関 146 施設でランダム化二重盲検並行群間比較試験（優越性を検証する試験）を実施し，2008 年 11 月 28 日から 2009 年 1 月 15 日にかけて被験者を組み入れたことが記載されている。なお，この例では日にちまで記載しているが，通常は「○年○月」の形式で開始時期と終了時期を記載することが多い。

続いて，被験者の主要な選択基準を記載する。下線部②が該当する部分で，「18 歳以上で，収縮期血圧が 150～180 mm Hg の範囲にある本態性高血圧症患者」という主要な選択基準を記載している。臨床試験では多数の選択基準や除外基準を設けることが多く，そのすべてを抄録に記載することは困難であるが，先行研究の論文などを参考にしながら，診断基準や，年齢・重症度・罹病期間・既往歴などに関する重要な規定を適切に要約することが必要である。

さらに，被験治療と対照治療を記載する。医薬品を用いる場合は，医薬品

の一般名だけでなく，投与量もわかるようにしたほうがよい。あわせて，ランダム化を図った場合は，割付けの比と，割付け表に従って被験者に被験治療と対照治療を割当てる手順を記載し，盲検化を図った場合は，誰に割付けを伏せたかを記載する。下線部③がこれらに該当する部分で，電話の自動応答システムを用いることによって，被験者の登録まで割付けを伏せたことがわかるようになっている。ランダム化に関する CONSORT の要求を抄録にすべて記載するのは容易でないが，この例では適切な情報が記載されており，ランダム化比較試験の抄録のよい見本となっている。

【方法の記載例 1】
　We did a double-blind, randomised, parallel-group, superiority trial at 146 primary and secondary care sites in ten countries, with enrolment from Nov 28, 2008, to July 15, 2009①. Patients eligible for enrolment had essential hypertension, were aged 18 years or older, and had systolic blood pressure between 150 and 180 mm Hg②. Patients were randomly assigned（1：1：2）to treatment with 150 mg aliskiren plus placebo, 5 mg amlodipine plus placebo, or 150 mg aliskiren plus 5 mg amlodipine. Random assignment was through a central interactive voice response system and treatment allocation was masked from the patients③. From 16-32 weeks, all patients received combination therapy with 300 mg aliskiren plus 10 mg amlodipine[10].

　被験者の選択基準と試験治療を要約した後は，主要なアウトカム（エンドポイント）を記載する。記載例を以下に示す。これは複合エンドポイントを主要なアウトカムにした事例で，「a composite of〜」の形式を用いることによって，非致死的心筋梗塞，非致死的脳卒中，心血管疾患に基づく死亡のいずれかが発現した段階で「エンドポイント発現」と扱ったことがわかるようになっている。

【方法の記載例 2】
The primary outcome was a composite of nonfatal myocardial infarction, nonfatal stroke, or death from cardiovascular causes[8].

(3) 結果

まず，研究に組み入れられた被験者数と解析に採用された被験者数を明確にする。研究に組み入れられた被験者数を示したうえで，単に「解析は intention to treat の原則に従った」と記載する抄録も多いが，「intention to treat の原則に従った」と記載しても，実際には一部の被験者を解析から除外することがある。このため，文字数や単語数が許すのであれば，組み入れられた被験者数と解析に採用された被験者数の両方を記載するほうがよい。記載例を以下に示す。これは，多発性骨髄腫患者を対象としたランダム化比較試験の抄録から引用したもので，①試験に組み入れられた被験者数と群別の内訳，②解析から除外した被験者数と除外理由，③解析に採用された被験者数の群別の内訳が記載されている。

なお，この例では，文頭に 480 というアラビア数字が記載されている。通常，文頭の数字はスペルアウトすべきであるが，抄録に限り，文頭でのアラビア数字の使用を認める雑誌があり，これはそうした雑誌の記載例である。ただし，抄録でも文頭の数字はスペルアウトしなければならない雑誌もあり，数字の表記に関する規定は雑誌によって異なる。数字の表記方法については，投稿規定（または最新号に掲載された論文のスタイル）をご確認いただきたい。

【結果の記載例 1】
480 patients were enrolled and randomly assigned to receive VTD ($n=$ 241 patients) or TD ($n=239$). Six patients withdrew consent before start of treatment, and 236 on VTD and 238 on TD were included in the intention-to-treat analysis[11].

注：TD は thalidomide+dexamethasone，VTD は bortezomib+thalidomide+dexamethasone の略である（VTD の V は，bortezomib の商品名 VELCADE® に由来する）。

続いて，アウトカムの解析結果を記載する。ここでの留意点は，単に統計学的有意差の有無のみを記載するのではなく，適切な記述統計量とエフェクトサイズを記載することである。記載例を以下に示す。これは，左心室が肥大した高血圧症患者を対象として，心血管イベントの発現防止に及ぼすロサルタンとアテノロールの効果を比較した臨床試験の抄録から引用したものである。最初の文では，薬剤投与前後の血圧の変化量の平均値と標準偏差という記述統計量を「収縮期/拡張期」の形式で群別に記載している。続いて，主要なエンドポイント（心血管疾患に基づく死亡，心筋梗塞，脳卒中の複合エンドポイント）が発現した被験者数（記述統計量）を群別に記載した後，相対リスク比（エフェクトサイズ）とその 95%信頼区間，log-rank 検定の P 値を記載している。このように，time-to-event データの場合は，①イベントが発現した被験者数，②リスク比またはハザード比とその 95%信頼区間，③log-rank 検定または一般化 Wilcoxon の P 値を記載するのが一般的である。

【結果の記載例 2】
Blood pressure fell by 30.2/16.6 (SD 18.5/10.1) and 29.1/16.8 mm Hg (19.2/10.1) in the losartan and atenolol groups, respectively. The primary composite endpoint occurred in 508 losartan (23.8 per 1000 patient-years) and 588 atenolol patients (27.9 per 1000 patient-years; relative risk 0.87, 95% CI 0.77-0.98, P=0.021)[12].

ただし，イベントが発現した被験者数を示す代わりに，「〇年間の生存割合」を記載することもある。記載例を以下に示す。この例では，観察期間の中央値とその四分位範囲（interquartile range，IQR）を示した後，この観察期間で

の無増悪生存割合 (progression free survival, PFS) を群別に記載している。なお,アウトカムが time-to-event データの場合は,この例のように,観察期間の「中央値」と「四分位範囲または範囲 (最小値と最大値)」を抄録中に記載すべきである。

【結果の記載例 3】

505 patients were assigned to rituximab maintenance and 513 to observation (one patient died during randomisation). With a median follow-up of 36 months (IQR 30-42), PFS was 74.9% (95% CI 70.9-78.9) in the rituximab maintenance group (130 patients progressed) and 57.6% (53.2-62.0) in the observation group (218 progressed; hazard ratio [HR] 0.55, 95% CI 0.44-0.68, $P<0.0001$)[13].

さらに,医薬品を用いた研究の場合は,害 harm に関するアウトカムの解析結果も要約する。たとえば,特に注目すべき有害事象や,重篤な有害事象,薬剤の投与中止を必要とした有害事象などの解析結果を簡潔に報告する。記載例を以下に示す。記載例 4 は有害事象全体の発現割合を示し,記載例 5 は特に注目すべき有害事象 (悪心・嘔吐) の発現割合と仮説検定の P 値を示したものである。いずれにしても,有害事象に費やせる文字数や単語数には限界があり,もっとも重要なデータを示すことで差支えない。

【結果の記載例 4】

The incidence of major and minor side effects did not differ between therapy groups (17% in both groups). One patient (0.7%) in the standard therapy group discontinued treatment because of side effects[14].

注:ここでは副作用 side effects という言葉が使われているが,これは通常の有害事象に相当するもので,治療開始後に発現または増悪した症状・徴候はすべて副作用として扱っている。

> **【結果の記載例 5】**
> Nausea and vomiting occurred more frequently in both oseltamivir groups (combined, 18.0% and 14.1%, respectively ; $P=.002$) than in the placebo group (7.4% and 3.4% ; $P<.001$)[15].
> 注：この試験は，オセルタミビル 75 mg 群，150 mg 群，プラセボ群の 3 群間比較試験で，文中の both oseltamivir groups は 75 mg 群と 150 mg 群を指している。

なお，結果の記載例 2 と 3 では 95%信頼区間の表記に半角ダッシュ en dash（－）を用いているが，95%信頼区間は「〇 to 〇」の形式で表記する雑誌もあり，信頼区間の表記方法は雑誌によって異なる。また，記載例 2 と 3 では SD や IQR といった略語をいきなり使用しており，正式名称である「standard deviation」や「interquartile range」は抄録中に記載していない。一般に，標準偏差，平均値の標準誤差，信頼区間といった基本的な統計量は，正式名称を示さずに SD，SEM，CI とそれぞれ記載してよく，記載例 3 を掲載した雑誌は IQR の使用も認めている。先に「略語を用いる場合は初出時に正式名称を記載する」と記載したが，基本的な統計量や広く知れ渡っている用語（例：DNA，HLA）はこの例外で，正式名称を示さずに使用することが認められている。ただし，正式名称なしに使用可能な略語は雑誌によって異なる。信頼区間の表記方法や略語については，投稿予定誌の投稿規定（または最新号に掲載された論文のスタイル）でご確認いただきたい。

(4) 結論

ここには，得られた結果に対する研究者の解釈や結論を記載する。ここでの留意点は，抄録に示したデータのみで結論の妥当性が裏付けられるようにするということである[3]。たとえば，ある医薬品の用量反応試験を実施し，有効性の解析結果は高用量群がもっともよかったが，高用量群では重篤な有害事象が数多く発現したため，有効性と安全性を考慮して「標準的な推奨用量は中用量」と結論したとする。この場合，抄録に有効性の解析結果のみを記

載すると，なぜ中用量を選んだのかが読者にわからなくなる。本文のコピー＆ペーストによって抄録を作成するのは，本文との一致性を保つためにはよい方法であるが，うっかりすると抄録は独立した文書であることを忘れがちになる。この方法で抄録を作成した場合は，抄録だけを読んでも意味が通るかどうかを最後に確認することが必要である。

結論の記載例を以下に示す。これは，低用量アスピリンのランダム化比較試験の抄録から引用したもので，低用量アスピリンの投与によって生じる出血のリスクと死亡率の減少とを秤にかけたうえで結論を下している。参考までに，この抄録の結果に記載された文章を示す。ここには，潰瘍からの出血の再発割合と死亡の割合が群別に示されており，抄録だけで結論の妥当性が評価できるようになっている。

【結論の記載例】

Among low-dose aspirin recipients who had peptic ulcer bleeding, continuous aspirin therapy may increase the risk for recurrent bleeding but potentially reduces mortality rates. Larger trials are needed to confirm these findings[16].

【上記抄録の結果に記載された文章】

Recurrent ulcer bleeding within 30 days was 10.3% in the aspirin group and 5.4% in the placebo group (difference, 4.9 percentage points [95% CI, −3.6 to 13.4 percentage points]). Patients who received aspirin had lower all-cause mortality rates than patients who received placebo (1.3% vs. 12.9%; difference, 11.6 percentage points [CI, 3.7 to 19.5 percentage points]). Patients in the aspirin group had lower mortality rates attributable to cardiovascular, cerebrovascular, or gastrointestinal complications than patients in the placebo group (1.3% vs. 10.3%; difference, 9 percentage points [CI, 1.7 to 16.3 percentage points])[16].

6. 全般的な留意点

　まず，抄録を略語だらけにしてはならない[17]。単語数や文字数の節約という観点から考えると，略語の使用は魅力的な選択肢に思えるかもしれない。しかし，略語を連発すると，読者にとっては暗号となる（8章参照）。また，略語を使用する場合は，SD・DNAといった少数の例外を除いて，初出時に正式名称を記載することが必要であり，略語の使用が文字数や単語数の節約につながるとは限らない。

　次に，「著しく高い有効性が認められた」といった抽象的叙述に終始するのではなく，具体的な数値を提示する。たとえば，1人を対象とした研究なのか，500人を対象とした研究なのかがわからない抄録は適切なものとはいえない[17]。同様に，抄録をP値だらけにするのも適切ではない。仮説検定のP値は標本サイズ（被験者数）に依存するものであり，被験者数を示さずに統計学的有意差の有無を記載するのはナンセンスである。

　最後に，「それぞれ（respectively）」の多用は控えたほうがよい[17]。同じ言葉の繰り返しを避けるために「それぞれ」を用いるのはよいが，注意しないと，「主な有害事象は動悸，めまい，たちくらみ，下痢，胃部不快感，発疹，肝機能障害で，発現割合はそれぞれ82％，77％，68％，64％，58％，57％，54％であった」といった文章になる恐れがある。この文章を読んで，胃部不快感の発現割合がすぐにわかる読者は少ないであろう。同様に，「被験薬群および対照薬群の悪心および嘔吐の発現割合はそれぞれ82％, 77％, 68％, 64％であった」という文章から，被験薬群の嘔吐の発現割合がわかる読者はほとんどいないであろう。

　以上，抄録を記載する際の留意点を解説した。抄録に関する要求は時代とともに変化している。たとえば，アウトカムの解析結果に関して，統一規定の2000年版では「可能であれば，統計学的に有意かどうかを示す」としていたが，2003年版以降では「可能であれば，具体的なエフェクトサイズとその統計学的有意性を示す」と改訂しており，この改訂に伴って，抄録中にエフェクトサイズの提示を要求する雑誌が増加した。さらに，抄録に関するCON-

SORT の指針[7]の発表後は抄録の単語数が増加する傾向にあり，出資者や臨床試験の登録番号を要求する雑誌も徐々に増えている。

同様に，原著論文以外の抄録に対する要求も変わりつつある。たとえば，本稿では「総説の抄録では indicative abstract を目にすることもある」と記載したが，メタアナリシスに関しては抄録の構造化がすでに提案されており[18]，indicative abstract が許容される余地は徐々に小さくなっている。ここでは原著論文を中心に抄録の留意点を解説したが，原著論文に限らず，抄録の書き方は大きく変化している。このため，論文を投稿する場合は，必ず最新の投稿規定をご確認いただきたい。

参考文献

1) Groves T, Abbasi K. Screening research papers by reading abstracts. BMJ 2004；329：470-1.
2) International Committee of Medical Journal Editors. Uniform requirements for manuscripts submitted to biomedical journals：writing and editing for biomedical publication. Updated April 2010. (http://www.icmje.org/から入手可能，アクセス日 2011 年 10 月 1 日)
3) Lang TA. How to write, publish, and present in the health sciences：a guide for clinicians and laboratory researchers. Philadelphia (PA)：American College of Physicians；2009.
4) Huth EJ. Writing and publishing in medicine. 3rd ed. Baltimore (MD)：William & Wilikins；1999.
5) Haynes RB, Mulrow CD, Huth EJ, Altman DG, Gardner MJ. More informative abstracts revisited. Ann Intern Med 1990；113：69-76.
6) Aaron SD, Vandemheen KL, Fergusson D, Maltais F, Bourbeau J, Goldstein R, et al. Tiotropium in combination with placebo, salmeterol, or fluticasone-salmeterol for treatment of chronic obstructive pulmonary disease：a randomized trial. Ann Intern Med 2007；146：545-55.
7) Hopewell S, Clarke M, Moher D, Wager E, Middleton P, Altman DG, et al. CONSORT for reporting randomized controlled trials in journal and conference abstracts：explanation and elaboration. PLoS Med 2008；5 (1)：e20. doi：10.1371/journal. pmed. 0050020.
8) The Action to Control Cardiovascular Risk in Diabetes Study Group. Effects of intensive glucose lowering in type 2 diabetes. N Engl J Med 2008；358：2545-59.

9) Honer WG, Thornton AE, Chen EY, Chan RC, Wong JO, Bergmann A, et al. Clozapine alone versus clozapine and risperidone with refractory schizophrenia. N Engl J Med 2006；354：472-82.
10) Brown MJ, McInnes GT, Papst CC, Zhang J, MacDonald TM. Aliskiren and the calcium channel blocker amlodipine combination as an initial treatment strategy for hypertension control (ACCELERATE)：a randomised, parallel-group trial. Lancet 2011；377：312-20.
11) Cavo M, Tacchetti P, Patriarca F, Petrucci MT, Pantani L, Galli M, et al. Bortezomib with thalidomide plus dexamethasone compared with thalidomide plus dexamethasone as induction therapy before, and consolidation therapy after, double autologous stem-cell transplantation in newly diagnosed multiple myeloma：a randomised phase 3 study. Lancet 2010；376：2075-85.
12) Dahlöf B, Devereux RB, Kjeldsen SE, Julius S, Beevers G, de Faire U, et al. Cardiovascular morbidity and mortality in the Losartan Intervention For Endpoint reduction in hypertension study (LIFE)：a randomised trial against atenolol. Lancet 2002；359：995-1003.
13) Salles G, Seymour JF, Offner F, López-Guillermo A, Belada D, Xerri L, et al. Rituximab maintenance for 2 years in patients with high tumour burden follicular lymphoma responding to rituximab plus chemotherapy (PRIMA)：a phase 3, randomised controlled trial. Lancet 2011；377：42-51.
14) Vaira D, Zullo A, Vakil N, Gatta L, Ricci C, Perna F, et al. Sequential therapy versus standard triple-drug therapy for Helicobacter pylori eradication：a randomized trial. Ann Intern Med 2007；146：556-63.
15) Treanor JJ, Hayden FG, Vrooman PS, Barbarash R, Bettis R, Riff D, et al. Efficacy and safety of the oral neuraminidase inhibitor oseltamivir in treating acute influenza：a randomized controlled trial. JAMA 2000；283：1016-24.
16) Sung JJ, Lau JY, Ching JY, Wu JC, Lee YT, Chiu PW, et al. Continuation of low-dose aspirin therapy in peptic ulcer bleeding：a randomized trial. Ann Intern Med 2010；152：1-9.
17) Browner WS. Publishing and presenting clinical research. Baltimore (MD)：Williams & Wilkins；1998.
18) Liberati A, Altman DG, Tetzlaff J, Mulrow C, Gøtzsche PC, Ioannidis JP, et al. The PRISMA statement for reporting systematic reviews and meta-analyses of studies that evaluate health care interventions：explanation and elaboration. J Clin Epidemiol 2009；62：e1-34.

第8章 スタイル

1. はじめに

　これまでの章では，医学論文に関する国際的な指針を紹介したうえで，論文の各セクションを執筆する際の留意点を解説してきた。本章では，原稿のスタイルに関する留意点を解説する。ここでいう「スタイル」には，原稿のレイアウト，略語や測定単位の表記方法，適切な用語の使用，コンマやセミコロンといった記号の使い分けなどを含む。国内には「重要なのは論文の内容であって，内容がしっかりしていれば，スタイルなどという些細な部分に不備があっても問題ではない」と考える方がいらっしゃるが，こうした考えが海外でも通用するとは限らない。なぜならば，「スタイルに不備のある原稿を読む価値があるのか。スタイルにさえ注意を払っていないのであるから，データや内容にも誤りがあるかもしれないではないか」と考える編集者が存在するからである。このような背景から，原稿のスタイルには十分な注意を払うべきで，主要な留意点をここで解説する。ただし，すべてを解説することは困難なため，詳細については定評のあるスタイルマニュアル[1-3]をご参照いただきたい。

2. 原稿のページレイアウト

　まず，英文誌に投稿する原稿は，上下左右に十分な余白を設けたうえで，図を除く全セクションをダブルスペースで作成する[4]。ダブルスペースとは，文章を1行書いたら，その下に1行分の空白を設けることで，Microsoft Wordを用いて原稿を作成する場合は，行間隔を「2行」に設定すればよい。このようにする理由は，編集者や査読者が余白にメモを書き込めるようにするためである。電子媒体での投稿が主流となった現在でも，編集者や査読者は紙に

印刷された原稿を読むことが多く，十分な余白がないと，編集や査読が円滑に進まない。

　ここでの留意点は，「図を除いて，原稿はすべてダブルスペースで作成する」ということである。最近では，英語論文のページレイアウトに関する要求が日本でも理解されるようになり，ほとんどの場合，抄録や本文はダブルスペースで作成されている。しかし，表はシングルスペースで作成されることが意外に多い。「すべてダブルスペース」という規定は，抄録や本文だけでなく，タイトルページ，参考文献，図の説明文 legend，表にも適用されるので，注意が必要である。ただし，雑誌のなかには，「雑誌のウェブサイトにのみ掲載する付録はシングルスペースで作成する」といった規定を設けるものもあり[5]，詳細は投稿予定誌の規定をご確認いただきたい。

　次に，原稿にはすべてページを振る[4]。すなわち，タイトルページを 1 ページとして，以降の原稿すべてに通しページを振る。このようにすれば，編集者や査読者が原稿をばらばらにしても，元通りの順序に揃えることができ，失った原稿がないかどうかも容易に確認できる[6]。タイトルページを「表紙」と考え，その下にページ番号を付すことに抵抗を覚える方もいらっしゃるが，査読者は想像以上に多忙で，散らかった机の上で原稿をばらし，本文と図表を照らし合わせながら査読を進めるかもしれない。そうであれば，原稿を復元するための手助けを惜しむのは，著者にとって損である。また，電子媒体文書として論文を投稿する場合，タイトルページの次を 1 ページとすると，「実際のページ数」と「フッターに記載された番号」が一致しなくなり，ページ範囲を指定して印刷する際に支障が生じる。

　最後に，電子媒体の原稿を海外誌に投稿する場合は，2 バイト文字，すなわち日本語フォントが含まれていないことを確認する。たとえば，ギリシャ文字，引用符，かっこ，ローマ数字などに日本語フォントを使用すると，日本語フォントの搭載されていないコンピュータでは文字が化けてしまい，判読不能となる。測定単位も同様で，mℓ や mm^3 を特殊文字（2 バイト文字）で入力するのは避けるべきである。とくに注意すべきなのが「全角のスペース」で，これも立派な 2 バイト文字であることから，投稿前にコンピュータのディスプレイで丹念に探し出すことが必要である。こうした日本語フォントの混

在を防ぐもっともよい方法は，Microsoft IME や ATOK といったかな漢字変換機能をオフにするか，半角英数の無変換モードにすることである。こうすれば，血眼になって日本語フォントを探すといった苦労をしなくてすむようになる。

3. 略語

　略語を使用する場合は，初出時に正式名称を記載し，かっこ内に略語を記載するのが標準的な表記方法である。すなわち，「Common Technical Document (CTD)」と記載するのが標準的な表記方法で，「CTD (Common Technical Document)」といった表記は標準的なものではない。なお，ここで正式名称の頭文字を大文字にした理由は，この用語が「日本・米国・欧州の3極で合意した医薬品の承認申請に用いる文書」を意味する固有名詞であり，「共通の技術文書」という普通名詞ではないからである。普通名詞を略語にするのであれば，「rheumatoid arthritis (RA)」といったように，文頭以外では正式名称を小文字で記載する。

　略語を使用する際に注意していただきたいのは以下の3点である。まず，1回か2回しか使わない用語は略語にしない。次に，略語を用いる場合は，必ず初出時に正式名称を記載する。最後に，略語の使用は必要最小限にとどめる。以下では，これらを遵守すべき理由を解説する。

　1〜2回しか使わない用語を略語にしない理由は，無意味だからである。略語を用いれば文字数を節約することができ，医学雑誌の貴重な紙面の有効活用につながるかもしれない。たとえば，non-small-cell lung cancer を NSCLC と省略すれば，スペースも含めて21文字の節約となる。しかし，この省略が有効に機能するのは，non-small-cell lung cancer という言葉が論文中に何度も登場する場合である。この言葉が1度しか登場しないのであれば，略語を用いる意味がなく，2度登場する場合でも紙面の節約にはそれほどつながらない。したがって，non-small-cell lung cancer と記載したら，反射的に NSCLC と省略するのではなく，この言葉が論文中に頻繁に登場する可能性があるかどうかを考えるべきである。

初出時に正式名称を記載する理由は，さまざまな正式名称に対して同じ略語が用いられるためである。たとえば，RA は rheumatoid arthritis の略として用いられるだけでなく，refractory anemia, regulatory affairs, regulatory authority などの略としても用いられる。したがって，正式名称を示さずに RA と記載すると，読者は何の略なのかを理解することができない。ただし，雑誌のなかには，正式名称を示さずに用いてよい略語を一覧表として投稿規定に示しているものがあり[7]，スタイルマニュアルにも正式名称を示さずに用いてよい略語が示されている[1]。こうした少数の例外を除いて，「初出時には正式名称を記載する」というのが論文を作成する際の基本的な作法である。

　略語の使用を最小限にとどめる理由は，略語の乱用は読者とのコミュニケーションを阻害するためである。略語は，「長い言葉を何度も書くのは面倒だ」という執筆者の都合で使用するものであり，読者の理解を助けるものではない。たとえば，「AA の患者では，CSA 群の ORR は ATG 群よりも高かった」という文章を即座に理解できる読者は少ないであろう（注：AA は aplastic anemia, CSA は cyclosporin A, ORR は overall response rate, ATG は antithymocyte globulin の略語として用いた）。これでは暗号である。日本では略語の乱用が問題視されないため，3000 単語の本文中に 30 の略語を使用した原稿を目にすることもある。しかし，執筆者にとって自明な略語が読者にとっても自明とは限らない。とくに，一般誌は専門誌よりも読者が多様であり，略語の乱用には十分注意すべきである。

4. 用語

　医学研究の成績を報告する際にもっとも重要なのは，研究に参加した患者や健康な志願者に敬意を払うことである。最近では，原稿のなかでも研究参加者に敬意を払うことが必要で，敬意を欠いた表現を用いると，研究の質も低く評価される恐れがある。こうした観点に立って，ここでは用語に関するいくつかの留意点を解説する。

(1) Case, Patient, Subject

患者 patient や被験者 subject が特定の「人間」を指す言葉であるのに対して，症例 case は特定の「事例」を指す言葉であり，人間に言及する場合に「症例 case」を用いてはならない[1]。日本の医学界では人間に対して「症例」を用いるという慣習が定着しているためか，patient と記載すべきところを case と記載している原稿に遭遇することがある。このような記載は適切でなく，英語で論文を執筆する際には注意が必要である。

また，日本語で論文を執筆する際にも正しい用語を用いるべきである。英語の case と同様，日本語の症例も事例を指す言葉である。たとえば，代表的な国語辞典では，症例を「ある病気の症状の例（広辞苑）」「病気やけがの症状の例（大辞林）」「病気の症状の実例（岩波国語辞典）」と定義し，症例は事例であることを明確にしている。したがって，人間に対しては「患者」「被験者」を用いるべきである。すなわち，40 例の症例が臨床試験に参加するのではなく，40 名の患者（または被験者）が臨床試験に参加するのである。臨床試験に参加するのは人間であり，事例が試験に参加することは絶対にない。使用する言語の種類に関係なく，論文を執筆する際には適切な辞書を手元に置き，疑問に思った単語は辞書で確認することが望ましい。

なお，医学雑誌によっては，patient よりもさらに敬意を払った表現として participant の使用を推奨することがある。たとえば，the Journal of the American Medical Association や British Medical Journal は構造化抄録の見出しに participant を使用しており，こうした雑誌に投稿する原稿では，patient や subject よりも participant を用いたほうがよい。

(2) Cancer patient, Patient with cancer

日本語では「がん患者」といった表現を用いるため，日本人が英語で論文を書くと，つい「cancer patient」といった表現を用いてしまう。しかし，「female (male) patient」と「cancer patient」は同列に扱わないほうがよい。女性 female や男性 male といった形容詞は，修飾の対象となる人間が病気であろうがなかろうが，常について回る属性である。したがって，病気が治癒しても，female や male といった属性が変わることはなく，こうした形容詞は人間自体を修飾

するのに用いて差し支えない。一方，あるがん患者の悪性腫瘍がきれいに切除され，切除後の再発もなかったとしたら，悪性腫瘍を有していた時点では「患者」であったとしても，切除後は「患者」でないことになる。したがって，「cancer patient」といったように，人間自体を cancer で修飾するのではなく，「ある時点では悪性腫瘍を持っている患者」という意味で，「patient with cancer」と表記するほうがよい。こうした背景から，American Psychological Association は，disabled person といったように記載するのではなく，person with a disability のように記載することを推奨している[8]。すなわち，障害ではなく，患者を先にする（Put people first, not their disability）のである[8]。

同様に，形容詞を名詞として用いることにも注意が必要である。日常会話では，アルコール依存症の人を alcoholic などと呼ぶことがあるが，論文で同様の表記をするのは好ましくないことがある。なぜならば，人間を障害でラベルすることになるからである[8]。したがって，統合失調症患者を schizophrenics と表記するのは不適切で，people who have schizophrenia といったように表記するほうがよい[8]。ただし，形容詞を名詞として用いることを問題視しない疾患領域もあり，米国の高血圧症診療ガイドラインでは「elderly hypertensives」といった表記が用いられている[9]。このように，形容詞の名詞化に対する考え方は疾患領域によって異なるものの，先行研究の論文などで汎用されていない限り，こうした表記は避けたほうが無難である。

5．測定単位

定量データを記載する場合，英文では，測定値と測定単位との間にスペースを入れるのが基本である[2]。すなわち，「80kg」「120mmHg」ではなく，「80 kg」「120 mm Hg」のように表記する（注：雑誌によっては，mm と Hg の間にスペースを入れないこともある）。ただし，百分率（%）や温度（℃），角度（°）は例外で，これらを単位とする場合は，数値と単位の間にスペースを入れない[2]。すなわち，「20%」「37℃」といったように詰めて記載する。

次に，測定単位は省略形であるにもかかわらず，単位の後にはピリオドをつけない[2]。また，「1,000 kg」といったように 3 桁ごとにコンマを入れること

はなく,「1000 kg」といったように記載する[2]。雑誌によっては,「1 000 kg」といったように, 3 桁ごとにスペースを入れることもある。このようにする理由は, コンマを小数点として使用する国が存在するために,「1,000」と記載すると,「1.000」と誤解される恐れが生じる。

最後に, 複数の測定値を列挙する場合, 測定値との間にスペースを入れる単位については,「14, 15, 16 g/dL」といったように, 数値を列挙した後で単位を 1 回だけ記載する[2]。一方, 百分率 (%) や温度 (℃) のように, 測定値との間にスペースを入れない単位では,「42%, 44%, 46%」といったように, 測定値ごとに単位を記載する。測定値の範囲を示す場合も同様で, 通常は「14 to 16 g/dL」といったように単位を最後に 1 回だけ示すが, 測定値の後にスペースを入れない単位では,「42% to 46%」といったように, 個々の測定値の後に単位を記載する。

6. 記号

(1) コンマ, セミコロン, コロン

「コンマ (,)」「セミコロン (;)」「コロン (:)」はいずれも中断を示す記号で, この順番で中断の程度が強くなる[1]。すなわち, 中断の程度がもっとも弱いのがコンマで, 単語や句, 節を分離する際に使用する。セミコロンは独立した節を分離するのに用いる。コロンは中断の程度がもっとも強く, 主節 (主語, 述語, 目的語または補語が揃っていて, センテンスにすることが可能な節) を分離するのに用いる。

これらを適切に使い分けた文章を以下に示す。ここでは, 最初に完全なセンテンス構造を用いて, 世界保健機関の推奨に従って急性心筋梗塞の診断基準を設定した旨を記載し, コロンで文を一度区切っている。ここが一番強い中断である。続いて, セミコロンを用いて, ①胸痛の既往, ②心電図上の変化, ③検査値の上昇という個々の選択基準を列挙している。ポイントは検査値の上昇に関する記述で,「クレアチンキナーゼの上昇, アスパラギン酸アミノトランスフェラーゼの上昇, またはその両方」という基準がコンマを用いて列挙されている。これらはセミコロンで区切られた後の列挙なので, たと

え検査値が両方上昇したとしても，1つの基準を満たしたことにしかならない。コンマ，セミコロン，コロンの違いを理解すれば，箇条書きを用いなくても，こうした関係を明確に示すことができ，論文中で選択基準や除外基準を列挙する場合に有用である。

【コンマ，セミコロン，コロンを使い分けた文章】
　Patients of either sex who were younger than 75 years of age were eligible for the study if they were hospitalized for acute myocardial infarction defined by the presence of two or more of the following criteria, according to the recommendations of the World Health Organization: a history of typical chest pain; electrocardiographic changes typical of myocardial infarction; and a creatine kinase level greater than 250 U per liter, an aspartate aminotransferase level greater than 50 U per liter, or both, of probable cardiac origin[10].

　ご注意いただきたいのは，「コロンは等号ではない」ということである。日本では，表中の略語を脚注で説明する場合に「HR: heart rate, BP: blood pressure」といった書き方をすることがあるが，これでは HR と heart rate との間に強い中断，heart rate と BP との間に弱い中断があることになってしまう。すなわち，heart rate と BP とが強く結びつくことになる。英語では句読法が確立しており，コロンと等号の役割は異なるので，こうした場合は「HR＝heart rate, BP＝blood pressure」のように記載するほうがよい。参考までに，コンマ，セミコロン，コロンのすべてを使って表記すると，「Abbreviations: HR, heart rate; BP, blood pressure」のようになる。

(2) シリアルコンマ
　複数の並列する物事を列挙する場合には，「A, B, and C」といったように表記する。ここで B の後に打たれたコンマがシリアルコンマ（またはハーバードコンマ）であり[11]，医学論文ではシリアルコンマを用いるのが一般的であ

る。このコンマがあると，文中に複数の and が用いられていても，読者がそれらの役割を区別しやすくなる。たとえば，以下の例では，リボンは合計 3 本あり，リボンの色は 1 本目が赤，2 本目が青と黒，3 本目が緑であることを容易に理解できる[11]。

【シリアルコンマの使用例】

The ribbons are red, blue and black, and green[11].

ただし，文中に and が 3 回以上登場する，and と or の両方が登場する，シリアルコンマが複数回登場するといった場合は，シリアルコンマだけで接続の関係をわかりやすく示すのは困難である。このような場合は，先に示した急性心筋梗塞の診断基準の記載例のように，セミコロンとコンマを併用して結びつきの強弱を明らかにしたほうがよい。

(3) ハイフン，ダッシュ，マイナス
①ハイフン

ハイフンは単語と単語を結ぶコネクターで[1]，接続関係を明確にするために用いる。たとえば，「The study cohort consisted of 12 year old children.」という文を書くと，1 歳の子供が 12 人いるのか，12 歳の子供が複数いるのかがわからない[12]。しかし，ハイフンを用いて「12-year-old children」と記載すれば，「研究対象集団は 12 歳児で構成された」という意味が明確になる。同様に，「a 3-year, double-blind, placebo-controlled trial」と記載すれば，単語間の接続が明確になり，読者はこの試験が 3 年間の二重盲検プラセボ対照試験であることを容易に理解できるようになる。

医薬品の投与量を記載する場合にもハイフンが用いられる。以下は，オセルタミビル 150 mg 群，75 mg 群，プラセボ群のランダム化比較試験から引用した文章である。方法で投与量を記載する場合にはハイフンを用いていないが，結果で各群の成績を報告する場合には，ハイフンを用いて「the 75-mg group」といったように記載している。こうすれば，投与量が group を修飾し

ていることが明確になるからである。

【ある論文の方法に記載された文章】
　Participants were randomly assigned to 1 of 3 treatment groups: oseltamivir, 75 mg or 150 mg orally twice daily, or matching placebo for 5 days[13].

【この論文の結果に記載された文章】
　Two participants (1 in the 75-mg group and 1 in the 150-mg group) withdrew from the study after randomization but before the study drug was dispensed[13].

②**ダッシュ**
　ダッシュには，半角ダッシュ en dash（-）と全角ダッシュ em dash（―）がある（en dash や em dash といった名称は，大文字の N や M と横幅が同じであることに由来する）。このうち，半角ダッシュは範囲を示す際に使用され，「Oakland-San Francisco」といった出発点と終点の表記などに用いられる。このため，参考文献の開始ページと終了ページを半角ダッシュで結ぶように規定している雑誌もあり[14]，信頼区間の表記に半角ダッシュが用いられることもある。ただし，開始ページと終了ページの接続にはハイフンを用いる雑誌も多い。また，半角ダッシュはマイナス（負号）と誤解されやすいため，信頼区間に負の値が含まれる可能性がある場合は，「95% confidence interval, ○ to ○」といったように，to を用いて範囲を示すほうがよい[15]。このように，範囲を示す記号ではあるものの，この目的で半角ダッシュが医学論文に使用される機会は限定されている。
　半角ダッシュにはもう1つの重要な役割がある。すなわち，複数の名詞が塊となってある語を修飾する場合，ハイフンと半角ダッシュを併用することによって，名詞間の接続の強弱を明確にするのである[1]。使用例を以下に示す。最初の例（非小細胞肺がん）では，small と cell の結びつきがもっとも強く，

「small cell」という塊全体が non で打ち消されている。このため，接続の強い small と cell をハイフンで結んだ後，「small-cell」と「non」を半角ダッシュで結んでいる。こうすれば，「small cell ではない」という意味が明確になると同時に，「non–small-cell」という名詞の塊が lung cancer を修飾していることも明確になる。次の例も同様で，半角ダッシュとハイフンを併用すれば，単に「non ST segment elevation」と記載するよりも修飾・被修飾の関係が明確になる（注：ハイフンと半角ダッシュの使用方法は雑誌によって異なり，non-small cell lung cancer のように表記されることもある）。

【半角ダッシュとハイフンを併用する専門用語】
non–small-cell lung cancer
non–ST-segment elevation

ただし，以下のような場合には 2 つの単語をハイフンで結び，半角ダッシュは使用しない。理由は，移植片 graft と宿主 host が対等の関係で versus と結ばれているからで，ここには接続の強弱が存在しないため，ハイフンのみでよいのである。

【ハイフンのみを使用する専門用語】
graft-versus-host disease

次に，全角ダッシュ em dash は中断を意味するのに用いる記号で，文を中断して単語や句を挿入するのに用いる[1]。使用例を以下に示す。ここでは，因子に関する説明を挿入するために全角ダッシュが使用されている。

【文の中断に全角ダッシュを用いた事例】
Three factors—age, severity, and stage—determine the patient's reaction.

中断を示す場合にはコンマを用いてもよいが，コンマを使用すると，どこで文が中断されるのかがわからなくなることがある。参考までに，コンマを用いて先の文と同じ内容を記載したものを以下に示す。このように記載すると，「factors, age, severity, and stage」と誤解される恐れがあり，全角ダッシュを用いた文よりもわかりにくくなる。

【文の中断にコンマを用いた事例】
Three factors, age, severity, and stage, determine the patient's reaction.

なお，「age, severity, and stage」は因子の内容を具体的に説明するために挿入されたものであり，こうした補足説明にはかっこ parentheses を用いることも可能である。全角ダッシュ，コンマ，かっこのどれを用いるかは，わかりやすさを考慮して決定していただきたい。

【補足説明にかっこを用いた事例】
Three factors (age, severity, and stage) determine the patient's reaction.

③マイナス

マイナス（負号）には正しい記号を用いることを推奨する。統計解析ソフトや表計算ソフトでは，負の値を表示する場合にハイフンを用いることが多く，医薬品の承認申請資料などを作成する場合には，そうしたソフトウェアで得られた結果をそのままペーストしても差し支えない。しかし，医学論文の投稿用原稿を作成する場合には，得られた結果をペーストした後，ハイフンを正しいマイナスに置換したほうがよい。なぜならば，スタイルが整備された原稿を見慣れた編集者は，マイナスの代わりにハイフンを用いるといった些細なことも気になるからである。以下の2つの式を見比べていただきたい。マイナスをハイフンで代用すると，各記号の横の棒の高さが揃わないが，正しいマイナスを使えば，＋，－，＝の横棒が同じ高さできちんと揃う。こ

うした違いは意外に気になるものである。

> **【ハイフンとマイナスの違い】**
> ハイフンで代用した式　A+B-C=D
> 正しいマイナスを用いた式　A+B−C=D

(4) 図表の注釈に用いる記号

　図表中の略語やデータ，統計手法などに関して何らかの注釈が必要な場合は，図表中の該当する部分に記号を添え，表の脚注や図の説明文に注釈を記載する。こうした場合，最初の注釈に「＊」，次の注釈に「＊＊」といったように，アスタリスクのみを注釈に用いるのは適切ではない。多くの医学雑誌では，注釈に使用する記号を定めており，統一規定を採用する雑誌では，以下の順序で記号を使用するのが一般的である[4]。

　＊，†，‡，§，||，¶，＊＊，††，‡‡，§§，||||，¶¶

　雑誌によっては「a), b), c), ……」といったアルファベットの使用が認められることもあるが，ほとんどの場合，「1), 2), 3), ……」といった片かっこつきの数字を用いることは認められない。理由は，文献番号と区別できなくなるからである。さらに，表中のデータが「数値」である場合には，データと注釈を区別することも困難になる。

7. スペル

　通常，英語論文は米国式と英国式のどちらかのスペルで記載する。一般的には，投稿しようとする雑誌の出版社の所在地に応じてスペルを決定するが，投稿規定でスペルを指定している雑誌もあるので，原稿を作成する前にスペルに関する指定の有無をご確認いただきたい。ただし，どのような場合でも，米国式と英国式のスペルが混在するのは好ましくない。

　医学論文でよく使われる単語のうち，米国と英国でスペルが異なるものを以下に示す。よく知られているのが z と s の違いで，米国では randomize, ran-

表1 米国と英国でスペルの異なる単語の例

米国	英国
acknowledgment	acknowledgement
analyze	analyse
center	centre
diarrhea	diarrhoea
edema	oedema
estrogen	oestrogen
hematology	haematology
hemoglobin	haemoglobin
leukemia	leukaemia
leukocyte	leucocyte
liter	litre
meter	metre
program	programme
randomize	randomise
tumor	tumour

domization のように z を用いるが，英国では randomise, randomisation のように s を用いる。同様に，leukocyte と leucocyte も，スペルが 1 文字異なる。このほかに，oedema, haemoglobin, tumour といったように英国式スペルでは文字が増えるもの，center と centre のように一部の順序が異なるものものある。注意していただきたいのは有害事象名で，製薬企業が有害事象の解析に用いる Medical Dictionary for Regulatory Activities（MedDRA）は，英国式のスペルを採用している。このため，米国式のスペルを用いて原稿を執筆する場合は，MedDRA を用いて記載された有害事象名のスペルを改訂したほうがよい。

なお，analog と analogue の扱いはスタイルマニュアルによって異なり，あるスタイルマニュアルでは，analog は米国式スペル，analogue は英国式スペルと解説している[3]。この場合，両者に意味の違いはない。これに対して，analog はデジタルとの対比を意味する単語で，analogue は何かに類似したものを意味する単語と解説するスタイルマニュアルも存在する[1]。この場合，2

つの単語の意味は同じでなく，visual analog scale と insulin analogue といったように使い分けることになる。このため，これらの単語を用いる場合は，投稿予定誌に掲載された類似研究の論文を見るなどして，analog と analogue の違いを上記のどちらとして扱っているかを調べたほうがよい。

　以上，スタイルに関する主要な留意点を解説した。こうした解説をすると，「これらは絶対に守らなければならないのか」というご質問をお受けすることがあるが，スタイルを遵守すべきかどうかに関して絶対的な基準があるわけではない。冒頭に記載したように，スタイルの不備が原因で論文が却下されることがあるのは事実である。しかし，圧倒的に優れた研究であれば，スタイルを整えずに論文を投稿しても，編集者がスタイルの不備を修正したうえで，論文を雑誌に掲載してくれるかもしれない。論文が掲載されるかどうかは，「論文の公表が医療の進歩に寄与するかどうか」という観点で決定されるからである。
　どこまでスタイルを遵守するかは，著者が論文をどれだけ掲載してほしいと考えるかによって決定すべきものである。すなわち，スタイルは服装と同じで，どうしても入社したい企業の面接を受ける際に汚れた服を着ていく人は少ないであろう[16]。同様に，競争の激しい雑誌に掲載されることを強く希望する著者は，原稿の推敲と校正に時間をかけ，細部までスタイルを磨き上げることを厭わないであろう。「マイナスの代わりにハイフンを用いてはならない」というルールはどこにも存在しない。しかし，ハイフンの代用が原稿の質に影響するのであれば，正しい記号に修正したいと考える著者は存在するはずである。この場合，どの部分の何を点検すべきかがわからないと，せっかく時間をかける意思があっても，その時間を有効に使うことができない。これが本章を執筆した背景である。本章にどれだけ従うかは，著者自身でご判断いただければ幸いである。

参考文献

1) Iverson C, Christiansen S, Flanagin A, Fontanarosa PB, Glass RM, Gregoline B, et al. AMA manual of style：a guide for authors and editors. 10th ed. New York（NY）：Oxford University Press；2007.
2) The University of Chicago Press Staff. The Chicago Manual of Style. 15th ed. Chicago（IL）：The University of Chicago Press；2003.
3) Council of Science Editors, Style Manual Committee. Scientific style and format：the CSE manual for authors, editors, and publishers. 7th ed. Reston,（VA）：Council of Science Editors in cooperation with the Rockefeller University Press；2006.
4) International Committee of Medical Journal Editors. Uniform requirements for manuscripts submitted to biomedical journals：writing and editing for biomedical publication. Updated April 2010.（http://www.icmje.org/から入手可能，アクセス日 2011 年 10 月 1 日）
5) Lancet. Guidelines for Web Extra material.（http://www.thelancet.com/から入手可能，アクセス日 2011 年 10 月 1 日）
6) Lang TA. How to write, publish, and present in the health sciences：a guide for clinicians and laboratory researchers. Philadelphia（PA）：American College of Physicians；2009.
7) Cancer Science. Standard abbreviations list.（http://www.wiley.com/bw/submit.asp?ref＝1347-9032/から入手可能，アクセス日 2011 年 10 月 1 日）
8) American Psychological Association. Guidelines for nonhandicapping language in APA journals.（http://www.apastyle.org/から入手可能，アクセス日 2011 年 10 月 1 日）
9) Chobanian AV, Bakris GL, Black HR, Cushman WC, Green LA, Izzo JL Jr, et al. Seventh report of the Joint National Committee on Prevention, Detection, Evaluation, and Treatment of High Blood Pressure. Hypertension 2003；42：1206-52.
10) Hurlen M, Abdelnoor M, Smith P, Erikssen J, Arnesen H. Warfarin, aspirin, or both after myocardial infarction. N Engl J Med 2002；347：969-74.
11) Lang T. Quality assurance for pharmaceutical documents. 薬理と治療 2002；30：837-43.
12) Schwager E. Medical English usage and abusage. Phoenix（AZ）：Oryx Press；1991.
13) Treanor JJ, Hayden FG, Vrooman PS, Barbarash R, Bettis R, Riff D, et al. Efficacy and safety of the oral neuraminidase inhibitor oseltamivir in treating acute influenza：a randomized controlled trial. JAMA 2000；283：1016-24.
14) Lancet. Information for authors.（http://www.thelancet.com/から入手可能，アクセス日 2011 年 10 月 1 日）
15) Lang TA, Secic M. How to report statistics in medicine：annotated guidelines for authors, editors, and reviewers. 2nd ed. Philadelphia（PA）：American College of Physicians；2006. ［大橋靖雄，林健一監訳．わかりやすい医学統計の報告：医学論文作成のためのガイドライン．中山書店；2011.］
16) Huth EJ. Writing and publishing in medicine. 3rd ed. Baltimore（MD）：William & Wilikins；1999.

索　引

和文

[あ行]
一般化可能性　83, 86, 87, 97
エフェクトサイズ　63, 64, 65, 66, 67, 69, 103, 107

[か行]
回帰の希釈バイアス　86
患者　114, 115
決定論的な割付け方法　38
構造化抄録　97, 98

[さ行]
症例　114
絶対リスク差　64
相対リスク比　64

[た行]
ダブルスペース　110, 111
置換ブロック法　39

[は行]
バンクーバー・スタイル　2
被験者　114
非構造化抄録　94, 97, 99

[ら行]
利益相反　2
LIKA症候群　15

[わ行]
割付けの非開示　40

英文

[A]
active surveillance　29
allocate　37, 38
allocation concealment　40
assign　38

[C]
case　114
conflicts of interest　2
CONSORT　3, 4, 9, 10, 11, 18, 32, 36, 37, 41, 42, 44, 52, 53, 57, 59, 73, 96, 97, 98, 107

[D]
deterministic method of allocation　38

[E]
effectiveness　86
efficacy　86
Equator Network　4

[I]
indicative abstract　93, 95, 108
informative abstract　93, 94
International Committee of Medical Journal Editors　1, 2
International Nonproprietary Name (INN)　26, 27

[J]
Japanese Accepted Name (JAN) 26, 27

[M]
Medical Subject Headings (MeSH) 5
MOOSE 4

[N]
National Library of Medicine 5

[P]
passive surveillance 29
patient 114, 115
permuted-block design 39
PRISMA 4, 96, 97
PubMed 5, 98

[R]
regression-dilution bias 86

[S]
source population 25, 26
STARD 4
STROBE 4, 10, 60, 73
structured abstract 97
subject 114

[U]
Uniform requirements for manuscripts submitted to biomedical journals 1
unstructured abstract 94

著者略歴

林　健一

東京大学薬学部卒
製薬企業で臨床試験の統計解析，新薬開発のプロジェクトリーダー，新医薬品の承認申請資料作成業務を担当した後，現在はアラメディック株式会社代表取締役として，医学雑誌への投稿用原稿の作成や，プロトコール・治験総括報告書・承認申請資料の作成および改訂業務，製薬企業内での研修業務などを受託する．

業界活動
東京大学大学院医学系研究科 非常勤講師
特定非営利活動法人日本メディカルライター協会 評議員
財団法人日本科学技術連盟メディカルライティング教育コース 運営委員

一流誌にアクセプトされる医学論文執筆のポイント

2011 年 12 月 7 日発行

著　者　林 健一
発行所　ライフサイエンス出版株式会社
　　　　〒 103-0024 東京都中央区日本橋小舟町 11-7
　　　　TEL 03-3664-7900（代）FAX 03-3664-7734
　　　　http://www.lifescience.co.jp/
印刷所　三報社印刷株式会社

Printed in Japan
ISBN 978-4-89775-297-6 C3047
© Kenichi Hayashi 2011

JCOPY 〈(社) 出版者著作権管理機構 委託出版物〉
本書の無断複写は著作権法上での例外を除き禁じられています．複写される場合は，そのつど事前に (社) 出版者著作権管理機構（電話 03-3513-6969，FAX 03-3513-6979，e-mail : info@jcopy.or.jp）の許諾を得てください．